Zu zitieren als:
Katschnig H, Donat H,
Fleischhacker WW, Meise U:
4x8 Empfehlungen
zur Behandlung
von Schizophrenie.
edition pro mente,
Linz 2002

4x8 empfehlungen zur behandlung von schizophrenie

ÖSTERREICHISCHE GESELLSCHAFT FÜR PSYCHIATRIE UND PSYCHOTHERAPIE

H. KATSCHNIG
H. DONAT
W.W. FLEISCHHACKER
U. MEISE

1. Auflage
Alle Bezeichnungen in diesem Dokument sind als geschlechtsneutral gemeint zu verstehen.

Die Deutsche Bibliothek - CIP-Einheitsaufnahme

4x8 Empfehlungen zur Behandlung von Schizophrenie
H. Katschnig, H. Donat, W.W. Fleischhacker, U. Meise
edition pro mente, Linz 2002
ISBN 3-901409-42-4

ISBN 3-901409-42-4

Vorwort

Sehr verehrte Leserinnen, sehr verehrte Leser,

die Österreichische Gesellschaft für Psychiatrie und Psychotherapie (ÖGPP) hat sich als eines ihrer Hauptziele die Förderung von Aus-, Fort- und Weiterbildung und die Erarbeitung von Empfehlungen, Leitlinien und Konsensuspapieren zu wichtigen psychiatrischen Themen gesetzt.

Als eines der ersten Projekte wurde die Erarbeitung von Empfehlungen zur Therapie von Schizophrenie beauftragt. Schizophrenie ist gleichsam die paradigmatische Krankheit im Psychiatriebereich und die rechtzeitige adäquate Behandlung kann vieles an Chronifizierung verhindern.

Bewusst wurden vier prominente erfahrene Kollegen mit unterschiedlichen fachspezifischen Schwerpunkten gebeten mitzuarbeiten - aus dem Bereich der biologischen Psychatrie, der Sozialpsychiatrie, der psychotherapeutisch orientierten Psychiatrie und der psychiatrischen Allgemeinversorgung. Unser Ansatz war immer ein pragmatischer und praxisorientierter, das heißt die vorgeschlagenen therapeutischen Maßnahmen sollten zwar, wo immer möglich, wissenschaftliche Evidenz aufweisen, gleichzeitig aber im psychiatrischen Alltag umzusetzen sein. Unter diesem Gesichtspunkt ist auch die Tatsache zu sehen, dass nicht alle Therapiemethoden im Detail berücksichtigt werden konnten. Dies gilt insbesondere für psychotherapeutische Verfahren, die bei der Schizophrenie nur durch bestens ausgebildete und sehr erfahrene Therapeuten angewendet werden können.

Die Autoren haben sich bemüht, diese Spannung der praktischen Erfahrung und des wissenschaftlich anerkannten Wissens pragmatisch aufzulösen. Mehrfach war die Möglichkeit zur Diskussion sowohl im Rahmen von Vorstellungen bei früheren Gesellschaftsveranstaltungen wie auch schriftlich gegeben. Dies wurde auch in Anspruch genommen und Anregungen weitgehendst eingebaut.
Auf diese Weise entstanden Empfehlungen, die repräsentativ sind und internationalen Maßstäben standhalten können. Sie können den im Feld der Schizophreniebehandlung Tätigen eine Stütze und Hilfe sein und sind sicherlich auch eine Unterstützung für interessierte Angehörige und Betroffene.

Ich möchte mich im Namen der ÖGPP sehr herzlich für die Mühe und den akribischen Einsatz zur Entstehung dieses Buches bei den Autoren bedanken. Diesen Dank möchte ich auch im Namen derjenigen PatientInnen aussprechen, die über diese Broschüre in den Genuss einer besseren Behandlung kommen. Zuletzt gilt mein Dank auch noch Herrn Fritz Schleicher für Gestaltung und Layout und die Umsetzung des Drucks, die zeitgerecht nur durch seinen besonderen Einsatz stattfinden konnte.

Ihnen, werte Leserinnen und Leser möge dieses Buch eine basale Stütze in der Behandlung von an Schizophrenie erkrankten Menschen sein.

Ihr

Werner Schöny
Präsident der Österreichischen Gesellschaft
für Psychiatrie und Psychotherapie

Inhaltsverzeichnis

Einleitung

Diese Empfehlungen für die Schizophreniebehandlung sind primär für Fachärzte für Psychiatrie bestimmt, die in einer Praxis bzw. in stationären, teilstationären, ambulanten oder mobilen Einrichtung und Diensten tätig sind. Da es sich bei der Schizophrenie um eine komplexe Störung handelt, ist der Psychiater vielfach auf die Kooperation mit anderen Berufsgruppen und mit Diensten und Einrichtungen aller Art angewiesen, für die diese Empfehlungen ebenfalls von Nutzen sein können.

Gegenstand dieser Empfehlungen ist die *Therapie* und nicht die Vorgangsweise beim *Diagnostizieren* einer Schizophrenie, die angesichts der Zielgruppe dieser Empfehlungen als bekannt vorausgesetzt wird. Es geht hier auch explizit um die „Schizophrenie", wie sie in den Diagnosesystemen DSM-IV und ICD-10 definiert ist, und nicht um das Konzept der „Psychose" im allgemeinen, mit dem sich viele Publikationen beschäftigen.

In der Regel ist es für die Anwendung der hier dargestellten Empfehlungen notwendig, eine umfassende Erfahrung und Ausbildung zu besitzen. Dies gilt für die Psychopharmakatherapie genauso, wie für die psychotherapeutischen und soziotherapeutischen Behandlungsverfahren.

„Empfehlungen" und nicht „Leitlinien"

Es wird hier bewußt von „Empfehlungen" und nicht von „Leitlinien" (engl. „Guidelines") oder gar „Algorithmen" gesprochen, weil das Wort „Empfehlungen" den geringsten Verbindlichkeitsgrad hat. Nicht jede Empfehlung trifft auf jeden Patienten zu und manche Empfehlungen lassen dem Therapeuten explizit einen deutlichen Spielraum. Für welche Maßnahmen sich der Arzt bzw. das Team der Therapeuten im Einzelfall entscheidet, hängt von vielen Faktoren ab – vom jeweiligen spezifischen Erscheinungsbild der Krankheit (einschließlich der unterschiedlichen Verlaufsmuster), von der unterschiedlichen Lebenssituation einzelner Patienten und ihren unterschiedlichen Bedürfnissen und schließlich von der Verfügbarkeit spezifischer Maßnahmen.

Auch haben wir uns aus Gründen der Übersichtlichkeit auf 4 x 8 Empfehlungen beschränkt und für jede Empfehlung maximal 2 Seiten vorgesehen, damit die Publikation „kompakt" und leicht lesbar bleibt. Folge einer derartigen Beschränkung ist, daß nicht alle Detailprobleme angesprochen werden konnten, dafür aber die wichtigsten Aspekte der modernen Schizophreniebehandlung in den Vordergrund treten.

Unterschied zwischen „Therapieempfehlungen" und „Versorgungsstrukturen"

Ob den hier vorgelegten Empfehlungen im Detail entsprochen werden kann, hängt auch davon ab, ob eine adäquate Versorgungsstruktur mit den entsprechenden Diensten und Einrichtungen lokal zur Verfügung steht. Die ideale Gestalt einer derartigen Versorgungsstruktur, die heute im wesentlichen „gemeindenah" organisiert sein sollte, ist nicht Gegenstand dieser Empfehlungen. Für diese Frage sei auf die Psychiatriereformpläne der einzelnen österreichischen Bundesländer verwiesen. Die Abgrenzung zwischen manchen hier empfohlenen soziotherapeutischen Interventionen einerseits und Diensten sowie Einrichtungen der Versorgungsstruktur andererseits ist manchmal unscharf.

Drei Gruppen von Interventionsmethoden

Die Darstellung der Empfehlungen ist nach den drei vorherrschenden Richtungen von Interventionsmethoden in der Psychiatrie gegliedert: der Intervention mit physischen Mitteln (Pharmakotherapie), der mit psychischen Mitteln (Psychotherapie) und der Intervention an der Umwelt des Patienten (Soziotherapie). Das intendierte Gleichgewicht zwischen diesen drei Bereichen kommt darin zum Ausdruck, dass für jeden Bereich je acht Empfehlungen formuliert wurden.

Rahmenempfehlungen

Diesen drei Gruppen von Empfehlungen zu spezifischen Therapieformen vorangestellt sind Empfehlungen, die von der Art der Intervention unabhängig sind und für den therapeutischen Umgang mit an Schizophrenie erkrankten Personen *generell* gelten. Diese Empfehlungen werden „Rahmenempfehlungen" genannt. Auch hier wurden acht Empfehlungen formuliert.

Integration

Trotz der sequentiellen Darstellung der Einzelempfehlungen und ihrer Aufteilung in verschiedene Kapitel steht hier der Anspruch der Integration der verschiedenen Maßnahmen im Vordergrund. Dieser Integrationsaspekt hat sich in einer eigenen Empfehlung am Ende der Gruppe der Rahmenempfehlungen niedergeschlagen.

Präsentation

Jede der 4 x 8 Empfehlungen ist zunächst durch einen Schlüsselbegriff gekennzeichnet, der das Thema anspricht (z.B. „Therapeutische Beziehung" oder „Zusatzmedikation"). Unmittelbar darunter befindet sich in einem Kasten die eigentliche Empfehlung, die aus wenigen Sätzen besteht. Daran schließt sich ein erläuternder Text an, der vom Evidenzgrad (s.u.) gefolgt und mit Literaturhinweisen abgeschlossen wird.

Evidenzgrad

Die Berechtigung, diese Empfehlungen vorzuschlagen, ist in der Mitte zwischen harter wissenschaftlicher Evidenz und klinischer Erfahrung angesiedelt. Keine der beiden Evidenztypen kann für sich absolute Gültigkeit beanspruchen. Wissenschaftliche Evidenz beruht im Hinblick auf Therapiemaßnahmen in der Regel auf randomisierten klinischen Prüfungen, mit einer gut abgesicherten Gültigkeit für die jeweils untersuchte Population – jedoch ist diese Population in der Regel durch enge Ein- und Ausschlusskriterien vorselektiert, sodass die Ergebnisse auf den einzelnen im therapeutischen Alltag aufscheinenden Patienten nicht unbedingt übertragbar sind. Klinische Evidenz ist andererseits durch Konsensus begründet und nicht durch wissenschaftliche Methodik. Im angloamerikanischen Raum wird für eine derartige klinische Evidenz der treffendere Ausdruck „clinical wisdom" verwendet. Dies gilt besonders für den nicht-pharmakologischen Bereich, für den es - zum Teil aus methodischen, zum Teil aus ethischen Gründen – wissenschaftliche Untersuchungen im engeren Sinn nicht so zahlreich gibt wie in der Pharmakotherapie.

Um eine Orientierung darüber zu ermöglichen, in welchem Ausmaß eine konkrete Empfehlung auf wissenschaftlichen Untersuchungen bzw. in welchem Ausmaß sie auf klinischen Erfahrungen beruht, haben wir für die drei spezifischen Bereiche der Pharmako-, Psycho- und Soziotherapie bei jeder einzelnen Empfehlung das folgende Kategoriensystem angewandt.

A = wissenschaftlich gut begründet
B = zum Teil wissenschaftlich, zum Teil klinisch begründet
C = überwiegend klinisch begründet

Überschneidungen, Wiederholungen und Querverweise

Da beim Versuch, Empfehlungen in einer begrenzten Zahl und einer übersichtlichen Struktur zu formulieren, Überschneidungen unvermeidlich sind, gibt es (in einem geringen Ausmaß) Wiederholungen, wobei wir versucht haben, durch Querverweise auf die Zusammenhänge zwischen den einzelnen Empfehlungen hinzuweisen (>Ra1, Ra2 usw. = Hinweis auf einzelne Rahmenempfehlungen; analog >Ph1, Ph2 etc. für pharmakotherapeutische, >Ps1, Ps2 etc. für psychotherapeutische und >So1, So2 etc. für soziotherapeutische Empfehlungen). Ein typisches Beispiel für eine derartige Überschneidung ist die „Psychoedukation", die zu den psychotherapeutischen, den soziotherapeutischen und den Rahmenempfehlungen paßt, und hier, da die Inhalte der Psychoedukation alle Therapieverfahren betreffen, den Rahmenempfehlungen zugeordnet wurde.

Arbeitsweise

Erstellt wurden diese Empfehlungen unter Heranziehung der Literatur und durch zahlreiche Diskussionen mit psychiatrischen Fachkollegen und anderen interessierten Personen. Vorversionen wurden auf vielen einschlägigen Tagungen und Kongressen vorgestellt – die dabei vorgebrachten Anregungen sind weitgehend in die endgültige Version eingeflossen.

Literaturhinweise

Die Literaturhinweise am Ende der einzelnen Empfehlungen mussten aus Platzgründen selektiv sein; sie sind bei unterschiedlichen Empfehlungen auch unterschiedlich zahlreich. Wo immer möglich ist auch leicht zugängliche deutschsprachige Literatur angeführt.

Autorenschaft

Verantwortlich für die Erstellung des Kapitels „Pharmakotherapie" war Wolfgang Fleischhacker, für das Kapitel „Psychotherapie" Heinrich Donat, für das Kapitel „Soziotherapie" Ullrich Meise und für das Kapitel „Rahmenempfehlungen" und für die Gesamtkoordination und Endredaktion Heinz Katschnig.

Feedback

Ergänzungs- und Korrekturvorschläge sind willkommen und werden für die Erstellung einer zweiten Auflage gerne als Anregung aufgenommen (heinz.katschnig@univie.ac.at).

Verwandte Publikationen

Abschließend sei noch auf verwandte Publikationen hingewiesen, die teilweise andere Zielsetzungen verfolgen und anders gestaltet sind als die vorliegenden „Empfehlungen".

APA: Practice guideline for the treatment of patients with schizophrenia. Am J Psychiatry 1997; 54 (Suppl.4).

Lehmann AF, Steinwachs DM: Translating research into practice: the Schizophrenia Patients Outcomes Research Team (PORT) treatment recommendations. Schizophr Bull 1998; 24:1-10.

Gaebel W, Falkai P: Praxisleitlinien in Psychiatrie und Psychotherapie, Band 1: Behandlungsleitlinie Schizophrenie. Steinkopff, Darmstadt 1998.

Heinz Katschnig
Heinrich Donat
Wolfgang Fleischhacker
Ullrich Meise

Wien und Innsbruck, im März 2002

2

4x8

empfehlungen zur behandlung von

schizophrenie

ÖSTERREICHISCHE GESELLSCHAFT FÜR PSYCHIATRIE UND PSYCHOTHERAPIE

3

4

1. Rahmenempfehlungen (Ra)

Vorbemerkung zu den Rahmenempfehlungen

Die hier zusammengefaßten Empfehlungen gelten für den therapeutischen Umgang mit Personen, die an Schizophrenie erkrankt sind, und zwar unabhängig davon, welche spezifischen therapeutischen Techniken aus der Gruppe der Pharmakotherapie, Psychotherapie und Soziotherapie angewandt werden.

Zum Teil gelten diese Rahmenempfehlungen für den Umgang mit jeder in der Psychiatrie behandelten Person, sind also nicht schizophreniespezifisch, zum Teil sind sie schizophreniespezifisch und aus den allgemeinen Erfahrungen im Umgang mit dieser Krankheit und den davon betroffenen Menschen abgeleitet.

Die Tatsache, dass die Symptom- und Verlaufsmuster bei der Schizophrenie sehr vielgestaltig sein können, dass die Betroffenen in vielerlei Hinsicht behindert und die Angehörigen oft sehr belastet sind, und dass schliesslich die Krankheit meist falsch verstanden wird, erfordert ein potentiell sehr breites Spektrum von Maßnahmen. Diese vielfältigen Maßnahmen kann man gedanklich und praktisch am besten mit Hilfe des Vulnerabilitäts-Stress-Coping-Modells integrieren, das wir deshalb an den Anfang dieser Empfehlungen gestellt haben. Dieses Modell hat sich besser als das klassische „defizitäre" Krankheitsmodell bewährt, um die heute verfügbaren pharmakotherapeutischen, psychotherapeutischen und soziotherapeutischen Methoden in einer sinnvoll aufeinander abgestimmten Weise einzusetzen.

Rahmenempfehlung 1
Vulnerabilitäts-Stress-Coping-Modell

Allen Überlegungen und Maßnahmen beim „Management" der Schizophrenie sollte als gemeinsame Verständnisbasis das „Vulnerabilitäts-Stress-Coping-Modell" zugrunde gelegt werden. Alle therapeutischen und Managementansätze können so verstanden werden, dass sie darauf ausgerichtet sind, a) die Vulnerabilität zu verringern und b) den Umgang mit Stress zu verbessern („Coping").

Die heute unter der Diagnose „Schizophrenie" zusammengefaßten Störungsbilder sind aller Wahrscheinlichkeit nach heterogen, also aus verschiedenen Störungsbildern zusammengesetzt, die eine ähnliche Symptomatik aber unterschiedliche Entstehungsbedingungen und Verläufe haben. Das ursprüngliche Krankheitsmodell der Schizophrenie, wie es von Kraepelin 1899 als „Dementia praecox" beschrieben wurde, beinhaltete die Annahme einer fortschreitenden Erkrankung. Schon 1911 hat Bleuler erkannt, dass es sich bei diesem Konzept nur um eine von vielen möglichen Erscheinungsformen der Schizophrenie handelt, weshalb er von der „*Gruppe* der Schizophrenien" sprach.

Es hat sich heute sowohl aus der Sicht der Forschung als auch der der Praxis als sinnvoll erwiesen, das Krankheitsprozeßmodell einer Schizophrenie, die zu einem „Defekt" führt, durch ein „Vulnerabilitäts-Stress-Modell" zu ersetzen. Fügt man auch die Bewältigungsaspekte hinzu, dann spricht man vom „Vulnerabilitäts-Stress-Coping-Modell".

In diesem Modell wird angenommen, dass Personen, die an Schizophrenie erkranken, eine Verletzlichkeit („Vulnerabilität") in sich tragen, die im Falle von äußeren Belastungen („Stress") zu einer Dekompensation im Sinne des Auftretens einer schizophrenen Symptomatik führen kann. Die Natur dieser „Vulnerabilität" ist nicht geklärt, kann aber als aus biologischen, psychologischen und sozialen Komponenten zusammengesetzt verstanden werden (Anhang 1-A).

Die Verwendung des Vulnerabilitäts-Stress-Coping-Modells hat verschiedene Vorteile:

1) Es hat sich als nützliche Arbeitshypothese zur Integration des heute verfügbaren therapeutischen Wissens erwiesen.

2) Es ist gut geeignet, im Alltag die vielen verschiedenen therapeutischen Strategien - die pharmakologischen, die psychotherapeutischen und die soziotherapeutischen - zu integrieren. So kann Pharmakotherapie (abgesehen von der Akutbehandlung der schizophrenen Symptomatik) als ein Mittel verstanden werden, die Vulnerabilität für Stress zu reduzieren; Psychotherapie ist nützlich zur Bewältigung von Stress, und Soziotherapie verringert – etwa durch entsprechende Gestaltung der Umgebung - die Stressbelastung. Im Anhang 1-B sind diese Bewältigungsaspekte des Vulnerabilitäts-Stress-Coping-Modells dargestellt.

3) Es ist für Patienten und Angehörige akzeptabler als ein Krankheitsmodell, das impliziert, dass der fortschreitende Krankheitsprozeß zu einem Defekt führt.

4) Es hat sich als hilfreich dafür erwiesen, Patienten und Angehörige zu einer aktiven Kooperation anzuregen.

Literatur

Katschnig, H, Amering M (Hrsg.): Die andere Seite der Schizophrenie. 4. Auflage. Psychiatrie Verlag, Bonn (in Vorbereitung).

Krausz M, Naber D: Grundlagen und Perspektiven integrativer Behandlungskonzepte in der Therapie schizophrener Psychosen. In: Krausz, M, Naber D (Hrsg.): Integrative Schizophrenietherapie – Behandlungsphilosophie und Interventionen. Karger, Basel etc. 2000, S. 1-35.

Zubin J, Spring B: Vulnerability – a new view of schizophrenia. J Abnorm Psychol 1977; 86: 103-126.

Rahmenempfehlung 2
Therapeutische Beziehung

Die Beziehung zwischen Therapeut bzw. Betreuer einerseits und Patient oder Angehörigen andererseits sollte bewußt wahrgenommen und gestaltet werden.

Die Basiskomponenten der Gestaltung einer positiven therapeutischen Beziehung sind auf der Seite des Behandlers Echtheit, Verständnis, Empathie, Sicherheit und Geduld; auf der Seite des Patienten sind es Vertrauen, Motivation und positive Erwartungen, die oft erst allmählich herzustellen sind.

In jeder Behandlung ist Klarheit darüber nötig, in welcher Art die therapeutische Beziehung zum Patienten oder Angehörigen gestaltet ist. Zu den Parametern, die für diese Beziehungsgestaltung relevant sind, gehören: Behandlungsnotwendigkeit, Behandlungswunsch, Behandlungsziele, Kooperationsfähigkeit und Kooperationsbereitschaft der Patienten und ihrer Angehörigen, sowie die Angemessenheit des therapeutischen Zugangs für die jeweilige Situation der Patienten und ihrer Angehörigen.

Unabhängig von den genannten Basiskomponenten können drei verschieden weit gefaßte Zugänge zur Gestaltung der Therapeuten-Patienten-Beziehung unterschieden werden:

Zugang 1 — Der Schwerpunkt der Aufmerksamkeit liegt auf der Krankheit. Die Beachtung des von der Krankheit betroffenen Menschen wird dabei als sekundär angesehen. (Beispiel: Akutbehandlung eines Unfallopfers).

Zugang 2 — Der Schwerpunkt der Aufmerksamkeit liegt sowohl auf der Erkrankung als auch auf der Person des Kranken und seinem Erleben der Krankheit und schließt das Erleben des Kranken in der Beziehung zum Behandler („Übertragung") mit ein.

Zugang 3 — Der Betrachtungsschwerpunkt bezieht noch zusätzlich das Erleben des Therapeuten in seiner Beziehung zum Kranken („Gegenübertragung") mit ein und benützt es als diagnostisches Instrument.

In den meisten Situationen und Krankheitsstadien einer psychiatrischen Erkrankung wird Zugang 2 angemessen sein. In den Phasen der stabilen Teil- und Vollremission kann, bei entsprechender psychotherapeutischer Ausbildung, auch Zugang 3 gewählt werden.

Literatur

Grawe K, Donati R, Bernauer F: Psychotherapie im Wandel. Hogrefe, Göttingen 2001. 5. Auflage.

Gabbard GO (Ed.): Countertransference Issues in Psychiatric Treatment. American Psychiatric Press, Washington DC 1999.

Rahmenempfehlung 3
Therapeutische Haltung und therapeutisches Milieu

Grundprinzipien für die Haltung gegenüber dem Patienten und seinen Angehörigen sollten in jeder Therapiephase „Respekt", „Einfachheit", „Klarheit" und „Kontinuität" sein. Neben diesen „Therapeutenvariablen" ist auch das Milieu der therapeutischen Einrichtung zu beachten und im Sinne einer schützenden, stützenden und strukturierenden Umgebung zu gestalten.

Die Haltung aller Therapeuten sollte von bedingungslosem Respekt gegenüber den Patienten und ihren Angehörigen gekennzeichnet sein.

Darüber hinaus ist es gerade bei der Schizophrenie mit ihren kognitiven Störungen wichtig, die Kommunikation in einer einfachen, klaren und kontinuierlichen Form zu gestalten und eine unterstützende Haltung zu zeigen. Dies deshalb, weil die Patienten primär an kognitiven und affektiven Störungen leiden, aber auch deshalb, weil die Angehörigen häufig in verständlicher Erregung und Sorge sind.

Eine wichtige Rolle spielt dabei bereits die Art der räumlichen und zeitlichen Umgebungsgestaltung. Eine schützende, stützende und strukturierende Umgebung ist anzustreben.

Literatur

Ciompi L, Hoffmann H, Broccard H (Hrsg.): Wie wirkt Soteria? Eine atypische Psychosebehandlung kritisch durchleuchtet. Verlag Hans Huber, Bern etc. 2001.

Katschnig H, Schöny W: Somatotherapie, Psychotherapie und Soziotherapie - die drei Säulen der psychiatrischen Therapie, oder: Warum soziotherapeutische Leistungen von der Krankenkasse zu bezahlen sind. Mitteilungen der österreichischen Sanitätsverwaltung 1992; 93:284-285.

Wienberg G: Schizophrenie zum Thema machen. Psychiatrie-Verlag, Bonn 1997.

Rahmenempfehlung 4
Personen- und Bedürfnisorientierung

Das Behandlungs- und Rehabilitationsangebot muss schwerpunktmäßig personen- und bedürfnisorientiert statt schulen- und institutionen-orientiert sein; die einzelnen „Bausteine" des professionellen Hilfesystems müssen dieser Orientierung entsprechend in koordinierter Weise zusammenwirken.

In einem zunehmend komplexer werdenden Versorgungssystem stehen für Behandlung und Rehabilitation von Menschen mit schweren psychischen Erkrankungen unterschiedliche spezialisierte Betreuungsbausteine, Berufsgruppen sowie Behandlungsansätze zur Verfügung. Abgesehen von einer dadurch entstehenden Unübersichtlichkeit des Behandlungs- und Hilfesystems für Betroffene und der Gefahr seiner Fragmentierung, kann es auch dazu kommen, dass die Behandlung jeweils nur entsprechend der verfügbaren Einrichtung oder Behandlunsmethode gestaltet wird.
Dies entspricht dann oft nicht dem individuell unterschiedlichen und im Zeitverlauf fluktuierenden Behandlungs- und Hilfebedarf von Patienten.

Auf Grundlage des Konzeptes eines „personenzentrierten Behandlungsansatzes" sowie einer funktionalen Organisationsform der Behandlung und Betreuung im Rahmen eines „gemeindepsychiatrischen Verbundes" sollte angestrebt werden, den individuellen Behandlungs- und Rehabilitationsbedarf über Träger- und Institutionsgrenzen sowie Berufsgruppen hinweg geplant und koordiniert umzusetzen.

Es wird empfohlen Bedürfnisse von Patienten und Angehörigen systematisch zu erfassen und im Behandlungs- und Betreuungsplan zu berücksichtigen. (>Ra 7, So 2)

Literatur

Alanen YO: Schizophrenie - Entstehung, Erscheinungsformen und bedürfnisangepaßte Behandlung. Klett-Cotta, Stuttgart 2001.

Brewin CR, Wing JK, Mangen SP, Brugha TS, MacCarthy B: Principles and practice of measuring needs in the long-term mentally ill: The MRC Needs for Care Assessment (MRC-NCA). Psychol Med 1987; 17: 971-981.

Hogarty GE, Kornblith SJ, Greenwald D, et al: Personal therapy: A disorder-relevant psychotherapy for schizophrenia. Schizophr Bull 1995; 21:379-393.

Kauder V (Hsg.): Personenzentrierte Hilfen in der psychiatrischen Versorgung. Psychosoziale Arbeitshilfen 11. Psychiatrie-Verlag, Bonn 1999 (3.Aufl.).

Phelan M, Slade M, Thornicroft G, Dunn G, Holloway F, et al: The Camberwell Assessment of Need (CAN): The validity and reliability of an instrument to assess the needs of people with severe mental illness. Brit J Psychiat 1995; 167: 589-595.

Rahmenempfehlung 5
Aufklärung, Psychoedukation, Ressourcenorientierung

Information und Aufklärung der Patienten und der Angehörigen über sämtliche Aspekte der Schizophrenie und ihrer Behandlung sollten am Beginn jeder Therapie stehen und kontinuierlich fortgeführt werden. Psychoedukation ist eine Sammelbezeichnung für derartige informierende und aufklärende Verfahren. Sie soll eingesetzt werden, um den Patienten und seine Angehörigen zu befähigen, eine aktive Rolle in der Bewältigung der Krankheit und der erhöhten Vulnerabilität einzunehmen. Dabei sollen vorhandene Fähigkeiten, Interessen und Ressourcen der Betroffenen besonders berücksichtigt und ihre Mitwirkung an der Bewältigung der Krankheit als Partner angestrebt werden („Empowerment").

Zahlreiche Untersuchungsergebnisse zeigen, dass „Psychoedukation" auf Einsichtsfähigkeit, Motivation, Behandlungsbereitschaft und Krankheitsbewältigungsfähigkeit wirkt und die Rückfallgefahr verringert. Psychoedukative Programme sind bewältigungsorientiert ausgerichtet auf Informationsvermittlung über die Erkrankung, therapeutische Maßnahmen, Techniken zur Bewältigung von Symptomen und Belastungen, Rückfallfrüherkennung, den Umgang mit Frühsymptomen, Verbesserung der Selbst- und Fremdwahrnehmung sowie das Training sozialer Fertigkeiten. Sie werden für die Patienten, für die Angehörigen oder „bifokal" angeboten.

Ausgehend von einem Konzept des „Empowerment" (>So 1) soll dabei ein partnerschaftlicher Behandlungsstil entwickelt werden, der die subjektive Sicht und die individuellen Bedürfnisse von Patienten, sowie ihre „Qualifizierung" hinsichtlich der Erkrankung als wesentlich erachtet. Dieser Ansatz orientiert sich an den persönlichen und ökologischen Ressourcen der Betroffenen sowie an ihrem Entwicklungspotential. Er betont ihre Mitbestimmung am Behandlungsgeschehen sowie ihre aktive Umweltgestaltung, wodurch sie zu verantwortlichen Akteuren werden, die selbst Wesentliches zum Verlauf ihrer Erkrankung beitragen können. Dies macht es möglich, dass zwischen allen Beteiligten gemeinsam konkrete Behandlungsziele formuliert und vereinbart werden können.

Im Anhang 2 befindet sich eine Liste von Büchern, die Betroffenen und Angehörigen empfohlen werden können.

Literatur

Amering M, Hofer H, Rath I: Trialog – Ein Erfahrungsbericht nach zwei Jahren „Erster Wiener Trialog". In: Meise U, Hafner F, Hinterhuber H Gemeindepsychiatrie in Österreich: VIP-Verlag, Innsbruck 1999: 231-252.

Bock T, Buck D, Esterer I.: Es ist normal, verschieden zu sein. Psychose-Seminare - Hilfen zum Dialog. Psychosoziale Arbeitshilfen 10. Psychiatrie-Verlag, Bonn 2000.

Bundesverband der Angehörigen Psychisch Kranker (Hrsg.): Mit psychisch Kranken leben. Psychiatrie-Verlag. Bonn 2001.

Bäuml J: Psychosen aus dem schizophrenen Formenkreis. Ein Ratgeber für Patienten und Angehörige.Springer, Berlin 1994.

Hornung WP: Psychoedukative Interventionen. In: Krausz, M, Naber D (Hrsg.): Integrative Schizophrenietherapie – Behandlungsphilosophie und Interventionen. Karger, Basel etc. 2000, 113-147.

Knuf, A., U. Seibert: Selbstbefähigung fördern. Empowerment und psychiatrische Arbeit. Psychiatrie-Verlag, Bonn 2000.

Wienberg G: Schizophrenie zum Thema machen. Psychiatrie-Verlag, Bonn 1997.

2. Pharmakotherapeutische Empfehlungen (Ph)

Rahmenempfehlung 6
Alltagsnähe

Alle therapeutischen Maßnahmen sollten alltagsnahe erfolgen und in die Lebenswelt der Betroffenen integriert sein. Die Entfernung aus dem normalen Lebenskontext sollte nur so lange wie nötig und so kurz wie möglich dauern.

Behandlungsangebote in der Rehabilitationsphase sowie in den Phasen der stabilen Teil- und Vollremission sollten möglichst alltagsnahe angeboten werden, einerseits um Institutionalisierungseffekte zu vermeiden (z.B. sekundäre Negativsymptomatik), andererseits um die sozialen Beziehungen und die Alltagsfertigkeit nicht verkümmern zu lassen.

1
2
3
4

Literatur

Becker Th, Thornicroft G: Community care and management of schizophrenia. Current Opinion in Psychiatry 1998, 11:1, 49-54.

World Health Organization: The World Health Report 2001. Mental Health: New Understanding, New Hope. World Health Organization, Geneva 2001.

Rahmenempfehlung 7
Basisevaluation, Behandlungsziele, Behandlungsplanung, Beurteilung des Therapieerfolges

Der Zustand und die Situation des Patienten sollten vor Therapiebeginn umfassend und mehrdimensional in folgenden Bereichen beurteilt werden: bisheriger Verlauf und aktuelles Stadium der Erkrankung, Symptomatik, Lebensqualität sowie Patienten- und Angehörigentheorien über Schizophrenie. Gleichzeitig sind die Behandlungsziele zu definieren und es ist eine dementsprechende Therapieplanung vorzunehmen. Der Therapiefortschritt sollte regelmäßig evaluiert und die Behandlungsziele sollten gegebenenfalls revidiert werden.

Schizophrene Erkrankungen sind häufig komplexe Störungen mit Problemfeldern, die oft gleichzeitig psychiatrische, medizinische und psychosoziale Bereiche betreffen. Diese sind bei jedem Patienten unterschiedlich gewichtet und sie verändern sich auch im Verlauf der Krankheit. Behandlung und Rehabilitation erfordern daher eine individuelle und flexible Planung mit Bestimmung von Behandlungszielen sowie deren regelmäßige Evaluation. Neben der Einschätzung durch die Therapeuten müssen in diese Planung, Zielbestimmung und ihre Bewertung auch die Betroffenen und ihre Sicht, gegebenenfalls auch ihre Angehörigen miteinbezogen werden (>Ra5,>So1). Folgende vier Bereiche sind im Hinblick auf die Basisevaluation, die Zielfestsetzung, die Behandlungsplanung und den Therapieerfolg zu beurteilen:

1. Feststellung des aktuellen Krankheitsstadiums

– Akutphase	akute Episode
– Subakutphase	Rückbildungsphase aus akuter Episode
– Rehabilitationsphase	Phase der angestrebten Rückführung zum Status quo ante
– Stabile Teilremission	Erhaltungstherapie/Rückfallsprophylaxe ist notwendig
– Stabile Vollremission	Erhaltungstherapie/Rückfallsprophylaxe abhängig von Gesamtsituation

2. Symptome

Es empfiehlt sich, die psychopathologische Symptomatik in folgenden Kategorien gruppiert zu erfassen, da sich die einzelnen Therapieverfahren zum Teil spezifisch auf diese Symptome konzentrieren.

- Positive (Plus-, produktive Symptome): Halluzinationen, Wahnideen
- Negative (Minus-) Symptome: z.B. Antriebsarmut, Affektverflachung, sozialer Rückzug, Anhedonie
  (primäre: krankheitsimmanente; sekundäre: Rückzug als Folge von Stress und von positiven Symptomen; pseudo: Depression, antipsychotika-induziertes Parkinsonsyndrom)
- Desorganisationssymptome: z.B. Störungen des Denkablaufes, testpsychologisch erfaßbare kognitive Auffälligkeiten
- Andere: z.B. motorische Symptome, Depression, Zwangssymptome, Aggressivität, Suizidalität, Ich-Identitätsprobleme

3. Lebensqualität

Mit diesem Konzept werden die nicht-medizinischen Aspekte der Krankheit erfaßt, die für die Beurteilung des Therapieerfolges genauso herangezogen werden sollen, wie die Symptomatik. Für die Patienten und ihre Angehörigen sind diese Aspekte oft wichtiger als die Symptome. Dimensionen der Lebensqualität sind: subjektives Wohlbefinden, Zufriedenheit; „Funktionieren" bzw. Behinderungen in sozialen Rollen; Lebensstandard, soziales Netz.

4. Patienten– und Angehörigentheorien über Schizophrenie, Therapieerwartung

Vorstellungen der Patienten und ihrer Angehörigen über die Entstehung der Schizophrenie können das Krankheitsverhalten und die Compliance entscheidend beeinflussen, ohne dass dies dem Therapeuten bewußt wird. Schuldgefühle der Angehörigen können etwa zu Überfürsorglichkeit, biologische Theorien zu einem vollständigen Verlassen auf somatische Therapien führen. Deshalb sollten die Therapeuten diesbezügliche Einstellungen von Patienten und Angehörigen gezielt erfassen.

Literatur

Angermeyer MC, Matschinger H.: Relatives' beliefs about the causes of schizophrenia. Acta Psychiatr Scand 1996; 93:199-204.

Das AMDP-System – Manual zur Dokumentation psychiatrischer Befunde. Hogrefe-Verlag, Göttingen 1997.

Douglas LN, Torrey WC, Mead S, Brunette M, Potenza D, Capeland ME: Recovery-Oriented Psychopharmacology: Redefining the Goals of Antipsychotic Treatment. J Clin Psychiatry 2000; 61 (suppl. 3): 22 - 29.

Holzinger A, Löffler W, Muller P, Priebe S, Angermeyer MC: Vorstellunge schizophrener Patienten über die Ursachen ihrer Krankheit. Psychother Psychosom med Psychol 2001; 51:328-333.

Katschnig H, Freeman H, Sartorius N (Eds): Quality of Life in Mental Disorders. John Wiley, Chichester New York 1997.

Möller HJ, Engel RR, Hoff P (Hrsg.): Befunderhebung in der Psychiatrie – Lebensqualität, Negativsymptomatik und andere aktuelle Entwicklungen. Springer Verlag, Wien 1996.

Rahmenempfehlung 8
Phasenspezifische Integration von Pharmako-, Psycho- und Soziotherapie

Bei der Therapie schizophrener Erkrankungen ist die Kombination von Pharmako-, Psycho- und Soziotherapie Voraussetzung für einen optimalen Therapieerfolg. Diese verschiedenen Behandlungsverfahren müssen krankheitsphasenspezifisch mit unterschiedlichem Schwerpunkt zum Einsatz kommen – in der Akutphase dominiert die Pharmakotherapie, später – in der Rehabilitationsphasen und der Phase der stabilen Teil- oder Vollremission – werden psycho- und soziotherapeutische Maßnahmen zunehmend wichtig. Der rechtzeitige Beginn und die ausreichende Dauer therapeutischer Maßnahmen ist von entscheidender Bedeutung für den Behandlungs- und Krankheitsverlauf.

Zahlreiche Studien und die Erfahrung der täglichen Praxis belegen die Überlegenheit der Kombination individuell „maßgeschneiderter" pharmakologischer, psychotherapeutischer und soziotherapeutischer Maßnahmen gegenüber der Anwendung nur einer Methode.
Diese Kombination erfordert eine gute Planung, so dass der Ausdruck „Management" nicht unpassend ist.

Die Gewichtung dieser Maßnahmen ist in verschiedenen Krankheitsstadien unterschiedlich (>Ra 7). Dabei ist zu berücksichtigen, dass im Akutstadium in der Regel die Pharmakotherapie im Vordergrund steht und mit dem Übergang zur Rehabilitationsphase und in der Phase der stabilen Teil- oder Vollremission psycho- und soziotherapeutische Maßnahmen zunehmend wichtig werden.

Auch in der Akutphase ist eine „psychotherapeutische" Haltung erforderlich, die durch „Halten", „Schützen", „Akzeptieren", „um Verstehen bemüht sein", gegebenenfalls aber auch durch aktives Eingreifen des Therapeuten gekennzeichnet werden kann (>Ps 3). Spezifische störungs- und problemorientierte psychotherapeutische Techniken, wie sie im Abschnitt „Psychotherapeutische Empfehlungen" (>Ps 2-8) dargestellt werden, können frühestens ab der Subakutphase, aber voll erst in der Rehabilitationsphase und der Phase der stabilen Teil- oder Vollremission und entsprechend dem jeweils vorhandenen Störungs- und Problemmuster eingesetzt werden. Tiefenpsychologische und systemische Therapieverfahren sollten vorzugsweise in der Phase der stabilen Vollremission eingesetzt werden, wobei jedoch zu beachten ist, dass manche Psychotherapieverfahren angesichts der kognitiven und affektiven Grundstörungen schizophrener Patienten u. U. zu Rückfällen führen können.

Die soziotherapeutischen Maßnahmen (>So 1-8) müssen möglichst frühzeitig geplant werden und bereits mit der Remission der akuten Krankheitssymptomatik zielgerichtet und koordiniert einsetzen. Dabei stehen Bedürfnisorientierung und Flexibilität der therapeutischen Maßnahmen und Hilfen, die untereinander vernetzt zu erbringen sind, im Vordergrund. Durch diesen Synergismus können krankheitsbedingte Funktionseinschränkungen positiv beeinflußt und die Entwicklung von sozialen Behinderungen, die sich selbst wiederum auf den Krankheitsverlauf negativ auswirken, vermieden werden. Die Dauer ist individuell zu gestalten, sie sollte jedoch ausreichend lange sein.

Literatur

Alanen YO: Schizophrenie - Entstehung, Erscheinungsformen und bedürfnisangepaßte Behandlung. Klett-Colta, Stuttgart 2001.

Böker W, Brenner HD (Hrsg.): Integrative Therapie der Schizophrenie. Verlag Hans Huber, Bern etc. 1996.

Katschnig H, Windhaber J: Die Kombination einer Neuroleptika-Langzeitmedikation mit psychosozialen Maßnahmen. In: Riederer P, Laux G, Pöldinger W (Hrsg.): Neuro-Psychopharmaka – Ein Therapie-Handbuch. Band 4: Neuroleptika. 2. Auflage. Springer-Verlag, Wien New York 1998, pp 249-272.

Krausz, M, Naber D (Hrsg.): Integrative Schizophrenietherapie – Behandlungsphilosophie und Interventionen. Karger, Basel etc. 2000.

Liebermann JA, Murray RM (Eds.): Comprehensive Care of Schizophrenia. A Textbook of Clinical Management. Martin Dunitz, London 2001.

1

Pharmakotherapeutische Empfehlungen

2

4x8

empfehlungen zur behandlung von

schizophrenie

ÖSTERREICHISCHE
GESELLSCHAFT FÜR
PSYCHIATRIE UND
PSYCHOTHERAPIE

3

4

2. Pharmakotherapeutische Empfehlungen (Ph)

Vorbemerkung zu den pharmakotherapeutischen Empfehlungen

Unter den biologischen Therapieverfahren der Schizophrenie nimmt die pharmakologische Behandlung eine überragende Stellung ein. Andere Methoden, wie etwa die Elektrokonvulsionsbehandlung, kommen praktisch nicht vor. Der Umgang mit Psychopharmaka muß genauso gelernt werden, wie die viel stärker kodifizierte Psychotherapie.

Für eine große Zahl von Patienten mit Schizophrenie ist es notwendig, eine Psychopharmakabehandlung mit anderen Therapiemethoden zu kombinieren. Auch hier gilt, wie schon in der Rahmenempfehlung (>R6) angemerkt, dass sich die Behandlung an den für die verschiedenen Krankheitsstadien unterschiedlichen Therapiezielen orientieren muss. Der alte Begriff Neuroleptika ist im vorliegenden Text weitgehend durch die indikationsbezogene Kategorie Antipsychotika ersetzt worden.

1

2

3

4

Literatur

Fleischhacker WW: Pharmakotherapie schizophrener Störungen. In: Helmchen H, Henn F, Lauter H, Sartorius N (Hrsg.): Psychiatrie der Gegenwart 5 – Schizophrene und affektive Störungen. 4. Auflage. Springer-Verlag, Heidelberg etc. 2000, S. 209-241.

Gaebel W, Falkai P: Praxisleitlinien in Psychiatrie und Psychotherapie, Band 1: Behandlungsleitlinie Schizophrenie. Steinkopff, Darmstadt 1998.

Katschnig H, Windhaber J: Die Kombination einer Neuroleptika-Langzeitmedikation mit psychosozialen Maßnahmen. In: Riederer P, Laux G, Pöldinger W (Hrsg.): Neuro-Psychopharmaka – Ein Therapie-Handbuch. Band 4: Neuroleptika. 2. Auflage. Springer-Verlag, Wien New York 1998, S. 249-272.

Lehmann AF, Steinwachs DM: Translating research into practice: the Schizophrenia Patients Outcomes Research Team (PORT) treatment recommendations. Schizophr Bull 1998; 24:1-10.

Pharmakotherapeutische Empfehlung 1
Auswahlkriterien für Antipsychotika

Für die Behandlung der Schizophrenie insgesamt und für die Pharmakotherapie im besonderen sind Antipsychotika die Therapie erster Wahl. Dazu gehören sowohl klassische („typische") Substanzen als auch Medikamente der zweiten Generation („atypische"). Auswahlkriterien für den Einsatz eines bestimmten Antipsychotikums sind: Wirkprofil, Nebenwirkungsprofil (individuell und allgemein), früheres Ansprechen und frühere Verträglichkeit (bei früheren Erkrankungen, für die Vorerfahrungen vorliegen), die vermutliche Notwendigkeit einer Langzeitbehandlung sowie die Akzeptanz (Patienten und Angehörige).

Seit der Einführung der Neuroleptika in den 50er Jahren des 20. Jahrhunderts (heute werden diese Substanzen indikationsbezogen als Antipsychotika bezeichnet) wurden diese Medikamente in einer Vielzahl klinischer Prüfungen bei Patienten mit schizophrenen Störungen untersucht. Es kann heute als eindeutig nachgewiesen gelten, dass Antipsychotika allen anderen Psychopharmaka und Placebo in dieser Indikation deutlich überlegen sind. Dies gilt sowohl für die Akutbehandlung als auch für die Rezidivprophylaxe. Vieles spricht heute dafür, insbesondere bei ersterkrankten Patienten, Antipsychotika der neuen Generation als Medikamente erster Wahl einzusetzen.

Heute gibt es in Österreich etwa 25 für die Indikation „Schizophrenie" zugelassene Medikamente, zwischen denen ausgewählt werden kann. Für die klassischen Antipsychotika gilt, dass in Bezug auf ihre klinische Wirksamkeit keine wesentlichen Unterschiede zwischen den einzelnen Substanzen nachweisbar sind. Nach der Einführung von Clozapin, das vor allem bei Patienten mit ungenügendem Therapieansprechen diesen traditionellen Medikamenten überlegen ist (>Ph 6), kann diese Annahme, die für die klassischen Substanzen gegolten hat, nicht mehr aufrecht erhalten werden. Auch andere neue Antipsychotika, wie z.B. Amisulprid, Olanzapin, Quetiapin, Risperidon, Ziprasidon und Zotepin scheinen gegenüber den älteren Medikamenten therapeutische Vorteile zu haben, v.a. im Bereich der Negativsymptome. Diese Antipsychotika der zweiten Generation gehören – mit Ausnahme von Clozapin, das der Behandlung von Patienten mit ungenügendem Therapieansprechen vorbehalten ist – heute zu den Therapieoptionen erster Wahl.

Patienten, die schon in einer früheren Behandlungsperiode gut auf eine bestimmte Substanz angesprochen und diese auch gut vertragen haben, sollten auch bei einer neuerlichen Erkrankungsphase wieder mit derselben Substanz behandelt werden. Patienten, von denen bekannt ist, dass sie auf traditionelle Antipsychotika starke extrapyramidal-motorische Nebenwirkungen entwickeln, sollten prinzipiell mit neueren Antipsychotika behandelt werden. Sowohl im allgemeinen als auch im individuellen Sinne muß ganz wesentlich die Verträglichkeit der einzelnen Medikamente Berücksichtigung finden. Diese Verträglichkeit beeinflußt oft auch die Akzeptanz der medikamentösen Behandlung durch Betroffene und/oder Bezugspersonen - auch diese subjektiven Präferenzen können zur Entscheidung beitragen, ein bestimmtes Medikament auszuwählen.

Nach Möglichkeit sollte auch in der Akutbehandlung schon ein Medikament gewählt werden, das sich auch zur Langzeitbehandlung eignet. So ist es wenig zielführend, die Akutbehandlung mit einem Medikament durchzuführen, für das keine Depotform verfügbar ist, wenn schon abzusehen ist, daß in der Langzeitbehandlung Depotantipsychotika zum Einsatz kommen werden.

Manchmal wird für die Medikamentenwahl auch ausschlaggebend sein, ob eine Plasmaspiegelkontrolle der jeweiligen Substanz möglich ist. Dies gilt vor allem für den Bereich der Langzeitbehandlung, wo Plasmaspiegelkontrollen zur Compliancebeurteilung vonnöten sein können.

Intuitiv und wissenschaftlich spricht vieles für eine möglichst frühe Intervention bei manifester Erkrankung. Damit sollte einer biologischen Progredienz aber auch psycho- und soziotoxischen Begleiteffekten der Störung vorgebeugt werden.

Evidenzgrad A

Literatur

Geddes J, Freemantle N, Harrison P, Bebbington P: Atypical antipsychotics in the treatment of schizophrenia: systematic overview and meta-regression analysis. BMJ 2000; 321:1371-1376.

König P: Klinik: Indikationen (Kapitel 4). In: Riederer P, Laux G, Pöldinger W (Hrsg.): Neuro-Psychopharmaka – Ein Therapie-Handbuch. Band 4: Neuroleptika. 2. Auflage. Springer-Verlag, Wien New York 1998, S. 121-141.

Leucht S, Pitschel-Walz G, Abraham D, Kissling W: Efficacy and extrapyramidal side-effects of the new antipsychotics olanzapine, quetiapine, risperidone and sertindole compared to conventional antipsychotics and placebo: A meta-analysis of randomized controlled trials. Schizophr Res 1999; 35:51-68.

Pharmakotherapeutische Empfehlung 2
Dosierung

Die optimale Dosierung der klassischen Neuroleptika liegt in der Akutphase bei 200 – 800 mg Chlorpromazinäquivalenten pro Tag. Für die Langzeitbehandlung gelten im wesentlichen ähnliche Dosierungsempfehlungen. Für Antipsychotika der zweiten Generation ist der Akut-Dosierungsbereich noch weniger gut definiert.

Die hier empfohlenen Dosen stellen einen Rahmen dar, von dem nur in gut begründeten Fällen abgewichen werden sollte. Für die klassischen Neuroleptika liegt die optimale Dosis für die meisten Patienten zwischen 200 und 800 mg Chlorpromazinäquivalenten, wobei bei Ersterkrankungen Dosierungen bis zu 500 mg Chlorpromazinäquivalente pro Tag empfohlen werden; bei Patienten mit mehrfacher Erkrankung können höhere Dosen angebracht sein. Im Anhang 3 findet sich eine Tabelle, die die annähernden Chlorpromazinäquivalente für häufig verwendete klassische Neuroleptika darstellt.

Für die neueren Antipsychotika kristallisieren sich optimale Dosisbereiche erst langsam heraus. Für Olanzapin scheint dieser Bereich zwischen 10 und 20 mg pro Tag zu liegen, wobei höhere Dosen noch nicht ausreichend untersucht sind. Für Risperidon gilt ein optimaler Dosisbereich zwischen 2 und 8 mg pro Tag, bei höheren Dosen nähert sich das Risiko von extrapyramidal-motorischen Nebenwirkungen dem der klassischen Neuroleptika. Niedrigere Dosen (1-4 mg pro Tag) haben bei ersterkrankten Patienten und bei älteren Patienten gegenüber höheren Dosen deutliche Vorteile. Dosierungsempfehlungen für Amisulprid schwanken, abhängig von der Symptomatik, zwischen 50 und 150 mg (bei vorwiegender Negativsymptomatik) und 300-1200 mg (bei Positivsymptomatik), Quetiapin wird zwischen 150 und 750 mg pro Tag dosiert. Clozapin zeigt im Dosisbereich zwischen 100 und 600 mg einen optimalen Nutzen/Risiko-Index. Der Dosisrahmen für orales Ziprasidon liegt zwischen 40 und 160 mg pro Tag; bei der i.m. Applikation sind Einzeldosen zwischen 10 und 20 mg angezeigt. Bei Zotepin empfiehlt der Hersteller 150-300 (450) mg pro Tag. Genaue Dosis-Wirkungs-Korrelationen sind aber für die letztgenannten Substanzen nicht verfügbar.

Für die Langzeitbehandlung gelten im wesentlichen ähnliche Dosierungsempfehlungen, wobei die Datenlage deutlich schlechter ist als für die Akutbehandlung. Saubere Dosisfindungsstudien gibt es für Fluphenazin- und Haloperidol-Depotpräparate. Fluphenazin hat in einer Dosis von durchschnittlich 25 mg in 14tägigem Injektionsabstand einen besseren rezidivprophylaktischen Effekt als in niedrigeren Dosen.

Haloperidoldekanoat zeigte einen optimalen Langzeiteffekt bei einer Dosis um die 100 mg alle 4 Wochen. Für die neueren Substanzen gilt nach der bisherigen Datenlage, dass die Dosen, die sich im Akutbereich als wirksam gezeigt haben, auch in der Rezidivprophylaxe Erfolg hatten. Die Wahl der Dosis ist auch in Relation zu der für die Erreichung einer Remission notwendigen Dosierung zu sehen.

Dosisreduktionen während einer Langzeitbehandlung sollten in großen Intervallen (3-6 Monate) durchgeführt werden, weil auch eventuelle Unterdosierungen erst nach längerer Zeit zu einer Verschlechterung des Krankheitsbildes führen können. Als Richtlinie für die Wahl der Dosis während der Langzeitbehandlung und für eine allfällige Dosisreduktion sollte - entsprechend dem Vulnerabilitäts-Stress-Coping-Modell (> Ra1) - auch die im Alltag vorhandene tatsächlichen Stressbelastung berücksichtigt werden. Bei höherer Stressbelastung sollte mit Dosisreduktionen äußerst vorsichtig umgegangen werden.

Unterschiedliche Empfehlungen werden für den Fall diskutiert, bei dem es während einer laufenden Antipsychotikatherapie zu einer Verschlechterung der Symptomatik kommt. Hier gilt es zuallererst, die Compliance zu überprüfen. So die Antipsychotikaeinnahme gewährleistet ist, können, vor allem bei nichtpsychotischen, sogenannten Frühwarnzeichen vorübergehend adjuvant auch Benzodiazepine hilfreich sein.

Evidenzgrad A

Literatur

Baldessarini RJ, Cohen BM, Teicher MH: Significance of neuroleptic dose and plasma level in the pharmacological treatment of psychoses. Arch Gen Psychiatry 1988; 45:79-91.

Davis JM, Matalon L, Watanabe MD, Blake LM: Depot antipsychotic drugs: place in therapy. Drugs 1994; 47:741-773.

Fleischhacker WW: Pharmakotherapie schizophrener Störungen. In: Helmchen H, Henn F, Lauter H, Sartorius N (Hrsg.): Psychiatrie der Gegenwart 5 – Schizophrene und affektive Störungen. 4. Auflage. Springer-Verlag, Heidelberg etc. 2000, S. 209-241.

Kane JM, Aguglia E, Altamura C, Gutierrez JLA, Brunello N, Fleischhacker WW, Gaebel W, Gerlas J, Guelfi JD, Kissling W, Lapierre YD, Lindström E, Mendlewicz J, Racagni G, Carulla LS, Schooler NR: Guidelines for depot antipsychotic treatment in schizophrenia. Europ Neuropsychopharmacol 1998; 8:55-66.

Kissling W: Guidelines for neuroleptic relapse prevention in schizophrenia. Springer-Verlag, Berlin Heidelberg 1991.

Pharmakotherapeutische Empfehlung 3
Zusatzmedikation

Zwar ist eine Antipsychotika-Monotherapie Mittel der ersten Wahl zur Schizophreniebehandlung, dennoch kann es notwendig sein, zur Sedierung akut erregter Patienten zusätzlich Benzodiazepine (ev. auch niederpotente Antipsychotika) zu verwenden. Im Falle längerdauernder depressiver Syndrome sind auch adjuvante Antidepressiva angezeigt. Bei jeder Art der Kombinationstherapie, sei es mit psychotropen oder anderen Medikamenten, ist auf mögliche Arzneimittelinteraktionen zu achten!

Für die Kombination zweier verschiedener Antipsychotika, die heute in der klinischen Praxis häufig angetroffen wird, gibt es keinerlei stichhaltige wissenschaftliche Evidenz. Allenfalls können sich sedierende Effekte addieren. Zur Sedierung, die bei akut erregten Patienten manchmal zusätzlich zur antipsychotischen Therapie notwendig ist, werden heute in erster Linie Benzodiazepine und erst als zweite Wahl niederpotente Antipsychotika empfohlen.

Schizophreniekranke weisen häufig komorbide depressive Syndrome auf. So diese akute psychotische Krankheitsstadien begleiten, remittieren sie häufig unter antipsychotischer Monotherapie.

Evidenzgrad B

Literatur

APA: Practice guideline for the treatment of patients with schizophrenia. Am J Psychiatry 1997; 54 (Suppl.4).

Hausmann A, Fleischhacker WW: Depression in Patients with Schizophrenia. Prevalence, and diagnostic and treatment considerations. CNS Drugs 2000:14(4):289-299.

Lehmann AF, Steinwachs DM: Translating research into practice: the Schizophrenia Patients Outcomes Research Team (PORT) treatment recommendations. Schizophr Bull 1998; 24:1-10.

Rittmannsberger H & Schöny W: Praktische Durchführung, allgemeine Behandlungsrichtlinien. In: Riederer P, Laux G, Pöldinger W (Hrsg.): Neuro-Psychopharmaka – Ein Therapie-Handbuch. Band 4: Neuroleptika. 2. Auflage. Springer-Verlag, Wien New York, 1998, S. 202-225.

Pharmakotherapeutische Empfehlung 4
Nebenwirkungen

Im Fall von Nebenwirkungen empfehlen sich, so klinisch möglich, Dosisreduktion bzw. notfalls ein Medikamentenwechsel. Bei akuten extrapyramidal-motorischen Nebenwirkungen sollten Anticholinergika verwendet werden. Ausnahme ist die Akathisie, bei der sich Betablocker bewährt haben. Die Behandlung von Spätdyskinesien ist ein komplexes Problem; am ehesten zeigt eine Umstellung auf Antipsychotika der zweiten Generation Erfolg.

Mit Ausnahme akuter extrapyramidal-motorischer Nebenwirkungen gibt es keine spezifischen Interventionen gegen die unerwünschten Wirkungen von Antipsychotika. Generell werden Dosisreduktion oder eine Umstellung auf ein anderes Antipsychotikum empfohlen. Im Falle der unter den meisten Antipsychotika zweiter Generation relativ häufigen Gewichtszunahme sollten Patienten eine Diätberatung angeboten und Sportprogramme nahegelegt werden.

Im Falle von akuten extrapyramidal-motorischen Nebenwirkungen (akute Dystonie, Frühdyskinesie, Akathisie, antipsychotikainduziertes Parkinsonsyndrom) gelten Anticholinergika als Therapie erster Wahl, mit Ausnahme der Akathisie, bei der sich Betablocker allen anderen Therapieversuchen überlegen zeigen. Von einer prophylaktischen Anticholinergikagabe soll im allgemeinen abgesehen werden, Ausnahmen von dieser Regel sind Patienten mit einem hohen Risiko, akut extrapyramidale Nebenwirkungen zu entwickeln. Dazu gehören z.B. junge Männer, wenn sie mit klassischen Neuroleptika behandelt werden. Diese Patienten sollten aber besser mit Substanzen behandelt werden, die von vornherein ein niedrigeres Risiko für extrapyramidale Nebenwirkungen aufweisen.

Für die klassischen Antipsychotika gilt, dass sie mit einem kumulativen Inzidenzrisiko von etwa 5 % pro Jahr irreversible Spätdyskinesien hervorrufen können. Für die Antipsychotika der neueren Generation, die in dieser Fragestellung schon untersucht sind (dazu zählen Quetiapin, Olanzapin und Risperidon) ist dieses Risiko deutlich niedriger, für Clozapin ist es zu vernachlässigen. Da therapeutische Interventionen gegen manifeste Spätdyskinesien bis dato wenig Erfolg zeigten, kommt der Prophylaxe wesentliche Bedeutung zu. Angezeigt sind deshalb regelmäßige Kontrollen auf das Vorliegen inzipienter Dyskinesien und gegebenenfalls eine rasche Umstellung auf ein Medikament mit geringerem Risiko.

Bei manifesten, behandlungsbedürftigen Spätdyskinesien wird in erster Linie Clozapin empfohlen. Ob auch andere Antipsychotika der 2. Generation hier hilfreich sind ist derzeit noch nicht ausreichend erforscht.

Evidenzgrad B

Literatur

Csernansky JG, Newcomer JG: Maintenance drug treatment for schizophrenia: In: Bloom FE, Kupfer DJ (Eds.): Pharmacology: the fourth generation of progress, Raven, New York, 1995, pp. 1267-1275.

Hummer M, Fleischhacker WW: Non-motor side effects of novel antipsychotics. Current Opinion in Central and Peripheral Nervous Syst. Investigational Drugs 2000;2(1):45-51.

Kane JM, Woerner M, Lieberman J: Tardive dyskinesia: prevalence, incidence and risk factors. J Clin Psychopharmacol 1988;8(suppl.4):52-56.

Miller C, Fleischhacker WW: Managing antipsychotic-induced acute and chronic akathisia. Drug Safety 2000;22(1):73-81.

Remington G, Bezchlibnyk-Butler K: Management of acute antipsychotic-induced extra-pyramidal syndromes. CNS Drugs 1996;5(suppl.1):21-25.

WHO: Prophylactic use of anticholinergics in patients on long-term neuroleptic treatment. Br J Psychiatry 1990;156:412-414.

Pharmakotherapeutische Empfehlung 5
Parenterale Anwendung

Die parenterale Anwendung von Antipsychotika sollte in der Phase der Akutbehandlung nur in begründeten Ausnahmefällen erfolgen. In der Langzeitbehandlung hat sich eine Depotmedikation bei vielen Patienten bewährt.

Bei der parenteralen Anwendung gilt es, zwischen der Akut- und der Langzeitbehandlung zu unterscheiden. In der Akutbehandlung sollten Antipsychotika nur in begründeten Ausnahmefällen parenteral verabreicht werden. Dazu zählt z.B. die Notwendigkeit einer akuten Sedierung, wie sie vor allem in der perakuten Krankheitsphase bei stark ängstlichen oder erregten Patienten notwendig sein kann. Ganz selten können auch Resorptionsprobleme eine parenterale Behandlung rechtfertigen, letztlich kann eine solche Behandlung auch auf Wunsch des Patienten durchgeführt werden.

Im Langzeitbehandlungsbereich gibt es die Option der Depotmedikation. Depotpräparate sind für viele Patienten hilfreich, vor allem für solche, die Schwierigkeiten in der Langzeiteinnahme von oralen Antipsychotika haben. Die Überprüfung der Compliance ist bei Patienten unter Depotmedikation naturgemäß wesentlich einfacher. Als Einschränkung gilt, dass Verträglichkeitsprobleme unter Depotmedikation schwieriger zu handhaben sind, dass es Patienten gibt, die keine Injektionen wünschen, und vor allem auch, dass – zum Zeitpunkt der Drucklegung – eine Depotbehandlung nur mit klassischen Antipsychotika möglich ist.
Die Zulassung einer i.m. Langzeitform von Risperidon wird allerdings derzeit in Europa und den USA von den Registrierungsbehörden geprüft.

Evidenzgrad B

1 2 3 4

Literatur

Adams CE, Fenton MK, Quraishi S, David AS: Systematic meta-review of depot antipsychotic drugs for people with schizophrenia. Br J Psychiat 2001; 179: 290-299.

Davis JM, Matalon L, Watanabe MD, Blake LM: Depot antipsychotic drugs: place in therapy. Drugs 1994; 47:741-773.

Kane JM, Aguglia E, Altamura C, Gutierrez JLA, Brunello N, Fleischhacker WW, Gaebel W, Gerlas J, Guelfi JD, Kissling W, Lapierre YD, Lindström E, Mendlewicz J, Racagni G, Carulla LS, Schooler NR: Guidelines for depot antipsychotic treatment in schizophrenia. Europ Neuropsychopharmacol 1998; 8:55-66.

Pharmakotherapeutische Empfehlung 6
Ungenügendes Therapieansprechen

Bei ungenügendem Therapieansprechen sollte zunächst die Diagnose überprüft werden. Als nächstes ist an Resorptions- und Compliance-probleme zu denken (Plasmaspiegelkontrollen!). Falls in diesen Bereichen keine Probleme bestehen, sollte ein Medikamentenwechsel erfolgen.

Bei partieller oder vollständiger „Therapieresistenz" gelten für den Bereich der Pharmakotherapie die folgenden Empfehlungen in sequentieller Abfolge:

Zuallererst sollte die Diagnose überprüft werden. Bei Bestätigung derselben muss als nächstes an Resorptions- oder Complianceprobleme gedacht werden, hier sind Plasmaspiegelkontrollen angezeigt. Sollten sich in diesen beiden Bereichen Probleme nachweisen lassen, müssen entsprechende Maßnahmen getroffen werden (Dosisanpassung, Compliancetherapie).

Ein Medikamentenwechsel sollte bei ausreichender Dosierung bzw. ausreichendem Plasmaspiegel frühestens nach 3-6 Wochen erfolgen. Patienten, die auf klassische Antipsychotika nicht ausreichend ansprechen, sollen auf neue Substanzen umgestellt werden. Patienten, denen mit neuen Antipsychotika nicht ausreichend geholfen werden konnte, werden häufig auf traditionelle Neuroleptika umgestellt – für diese Vorgangsweise gibt es allerdings nur empirische Erfahrungswerte und keinen wissenschaftlichen Erfolgsnachweis.

Als nächster Schritt wird eine Umstellung auf Clozapin empfohlen (ob auch andere Antipsychotika der zweiten Generation hier günstige Effekte zeigen, wird derzeit noch unterschiedlich bewertet). Ist auch das erfolglos, können verschiedene Kombinationstherapien versucht werden. Dazu zählen die Kombination zweier verschiedener (z.B. alter und neuer) Antipsychotika sowie die Kombination von Antipsychotika mit stimmungsstabilisierenden Substanzen, Benzodiazepinen oder Antidepressiva. Letztlich gibt es bei Patienten, die auf pharmakologische Therapiemaßnahmen nicht ansprechen, auch Hinweise dafür, dass die Elektrokonvulsionstherapie wirkt.

Evidenzgrad B

Literatur

Fleischhacker WW: Clozapine: a comparison with other novel antipsychotics. J Clin Psychiatry 1999; 12:30-34 (Suppl.60).

Kane J, Honigfeld G, Singer J, Meltzer HY: Clozapine for the therapy-resistant schizophrenic. A double-blind comparison with chlopromoazine. Arch Gen Psychiatry 1988;45:789-796.

Kemp R, Kirov G, Everitt B, Hayward P, David A: Randomised controlled trial of compliance therapy. 18 month follow-up. Br J Psychiatry 1998;172:413-419.

Krueger RB, Sackeim HA: Electroconvulse Therapy and Schizophrenia. In: Hirsch SR, Weinberger DR (Eds.): Schizophrenia. Blackwell Science Ltd. 1995, pp. 503-545.

Oehl M, Hummer M, Fleischhacker WW: Compliance with antipsychotic treatment. Acta Psychiat Scand 2000; 102:83-86 (Suppl.407).

Schulz SC, Buckley PF: Treatment-resistant schizophrenia. In: Hirsch SR, Weinberger DR (Eds.) Schizophrenia. Blackwell Science Ltd., 1995, pp. 469-484.

Pharmakotherapeutische Empfehlung 7
Dauer der Rezidivprophylaxe

Die Dauer der medikamentösen Rezidivprophylaxe nach einer ersten schizophrenen Episode sollte mindestens ein Jahr betragen. Nach mehrmaligen Erkrankungsepisoden sollte nach Abklingen der letzten Episode zwei bis fünf Jahre medikamentös behandelt werden. Für viele Patienten, vor allem für solche mit schweren Krankheitskomplikationen, wie z.B. Suizidversuchen und Gewalttaten in der Anamnese, kann eine medikamentöse Prophylaxe auch über einen wesentlich längeren Zeitraum notwendig sein. Intermittierende (Intervall-) Strategien werden in der Regel nicht empfohlen.

Die Wirksamkeit von Antipsychotika in der Rezidivprophylaxe schizophrener Störungen ist ausgezeichnet belegt. Nach Abklingen einer ersten schizophrenen Episode wird empfohlen, die Antipsychotikatherapie noch über mindestens 1 Jahr fortzuführen. Auch danach sollte keineswegs abrupt abgesetzt werden, ein Ausschleichen der Medikation über mehrere Monate ist angezeigt. Nach mehrmaliger Erkrankung sollte nach Abklingen der letzten Episode mindestens 2-5 Jahre zugewartet werden, bis an ein eventuelles Absetzen der Medikation gedacht wird. Einschränkend ist anzumerken, daß auch ersterkrankte Patienten ein hohes Rezidivrisiko haben; die kürzere Therapiedauerempfehlung trägt nur dem Umstand Rechnung, dass ein kleiner Prozentsatz von Ersterkrankten (etwa 15 %) auch bei Absetzen der Medikation kein Rezidiv erleiden.

Für ein Gutteil der Patienten, vor allem aber für solche mit schweren Krankheitskomplikationen, wie z.B. Suizidversuchen oder Gewalttaten in der Anamnese, wird die klinische Realität eine langdauernde medikamentöse Prophylaxe erforderlich machen.

Behandlungsstrategien, bei denen während einer Langzeittherapie die antipsychotische Medikation abgesetzt wird, um im Falle von sogenannten Frühwarnsymptomen eines drohenden Rückfalls diese wiederaufnehmen zu können, haben sich in mehreren unabhängigen Studien einer kontinuierlichen Antipsychotika-Dauertherapie als unterlegen erwiesen. Patienten mit Intervalltherapien haben häufiger Rezidive und Krankenhausaufenthalte, der niedrigere Antipsychotikaverbrauch schlägt sich auch nicht in einem geringeren Spätdyskinesierisiko nieder.
Diese Therapiestrategien werden daher für die Standardbehandlung nicht empfohlen.

Gerade für die Phase der Rezidivprophylaxe hat sich die Kombination von Pharmakotherapie mit Psycho- und Soziotherapie bewährt.

Evidenzgrad A

Literatur

APA: Practice guideline for the treatment of patients with schizophrenia. Am J Psychiatry 1997;54(Suppl.4).

Csernansky JG, Newcomer JG: Maintenance drug treatment for schizophrenia: In: Bloom FE, Kupfer DJ (Eds.) Pharmacology: the fourth generation of progress, Raven, New York, 1995, pp. 1267-1275.

Gaebel W, Falkai P: Praxisleitlinien in Psychiatrie, Bd 1: Behandlungsleitlinien Schizophrenie. Steinkopff, Darmstatt, 1998.

Gilbert PL, Harris MJ, McAdams LA, Jeste DV: Neuroleptic withdrawal in schizophrenic patients. A review of the literature. Arch Gen Psychiatry 1995;52:173-188.

Katschnig H, Windhaber J: Die Kombination einer Neuroleptika-Langzeitmedikation mit psychosozialen Maßnahmen. In: Riederer P, Laux G, Pöldinger W (Hrsg.): Neuro-Psychopharmaka – Ein Therapie-Handbuch. Band 4: Neuroleptika. 2. Auflage. Springer-Verlag, Wien New York 1998, pp 249-272.

Lehmann AF, Steinwachs DM: Translating research into practice: the Schizophrenia Patients Outcomes Research Team (PORT) treatment recommendations. Schizophr Bull 1998:24:1-10.

Pietzcker A, Gaebel W, Köpcke W, Linden M, Müller-Spahn F, Tegeler J: Intermittent versus maintenance neuroleptic long-term treatment in schizophrenia – 2-year results of a German multicenter study. J Psychiatr Res 1993; 27:321-339.

Schooler NR, Keith SJ, Severe JB et al: Relapse and rehospitalisation during maintenance treatment of schizophrenia: the effects of dose reduction and family treatment. Arch Gen Psychiatry 1997; 54:443-463.

Pharmakotherapeutische Empfehlung 8
Plasmaspiegelkontrollen

Plasmaspiegelkontrollen sind zum Ausschluß von Resorptions- und Complianceproblemen sinnvoll, aber auch bei ungewöhnlichen oder ungewöhnlich starken Nebenwirkungen, bei sehr jungen und sehr alten Patienten und bei Verdacht auf Medikamenteninteraktionen.

Unter verschiedenen Therapiebedingungen können sowohl in der Akut- als auch in der Langzeitbehandlung Plasmaspiegelkontrollen sinnvoll sein.

Ein mangelndes Therapieansprechen auf eine ausreichende Antipsychotikadosis, die über einen adäquaten Zeitraum verabreicht wurde, stellt eine dieser Bedingungen dar. Hier können Plasmaspiegelkontrollen z.B. zu niedrige Plasmaspiegel erkennen lassen, welche entweder auf metabolische Eigenheiten des individuellen Patienten oder auf Complianceprobleme hinweisen können.

Auch für die Complianceüberprüfung in der Langzeitbehandlung eignen sich Plasmaspiegelkontrollen; man muss sich allerdings auch bei konstant eingenommenen Dosen einer beträchtlichen intraindividuellen Varianz von Plasmaspiegeln bewußt sein.

Des weiteren werden Plasmaspiegeluntersuchungen bei ungewöhnlichen oder ungewöhnlich starken Nebenwirkungen sowie bei sehr jungen und älteren Patienten empfohlen.

Letztlich sollten Plasmaspiegel kontrolliert werden, wenn bestimmte Medikamentenkombinationen pharmakokinetische Interaktionen vermuten lassen. Dies gilt vor allem für Substanzen, die für die gleichen Cytochrom P450 Isoenzyme konkurrieren.

Evidenzgrad B

1 2 3 4

Literatur

Fleischhacker WW: Pharmakotherapie schizophrener Störungen. In: Helmchen H, Henn F, Lauter H, Sartorius N (Hrsg.): Psychiatrie der Gegenwart 5 – Schizophrene und affektive Störungen. 4. Auflage. Springer-Verlag, Heidelberg etc. 2000, pp. 209-241.

Heininger K: Pharmakokinetische Grundlagen. In: Riederer P, Laux G, Pöldinger W (Hrsg.): Neuro-Psychopharmaka – Ein Therapie-Handbuch. Band 4: Neuroleptika. 2. Auflage. Srpinger-Verlag Wien New York, 1998, pp. 41-59.

Janicak PG, Davis JM, Preskorn SH, Ayd FJ (Eds.): Principles and Practice of Psychopharmacotherapy. Second Edition. Williams & Wilkins, Baltimore 1997, pp. 160-172.

Kurz M, Hummer M, Kemmler G, Kurzthaler I, Saria A, Fleischhacker WW: Long-term pharmacokinetics of clozapine. Br J Psychiatry 1999; 173:341-344.

Marder SR: Antipsychotic medication. In: Schatzberg AF, Nemeroff CB (Eds.): Textbook of Psychopharmacology. Second Edition. American Psychiatric Press, Washington DC 1998, pp. 309-348.

4x8

empfehlungen zur behandlung von

schizophrenie

ÖSTERREICHISCHE GESELLSCHAFT FÜR PSYCHIATRIE UND PSYCHOTHERAPIE

1

2

3

Psychotherapeutische Empfehlungen

4

3. Psychotherapeutische Empfehlungen

Vorbemerkung zu den psychotherapeutischen Empfehlungen

Psychotherapie wird hier in einem breiten Sinn als Behandlung mit „psychischen Mitteln“ verstanden. Wissenschaftlich gut belegt ist die Wirksamkeit verschiedener Psychotherapieverfahren für die Rehabilitationsphase und die Phasen der stabilen Teil- oder Vollremission (>Ra7), in denen sie auch rückfallprophylaktisch wirken. Bei Patienten mit schwerer und lang dauernder Erkrankung zeigt Psychotherapie die besten Erfolge in der Kombination mit Pharmako- und Soziotherapie. Die Abgrenzung zwischen Psychotherapie und Soziotherapie ist durch den Fokus der therapeutischen Bemühungen gegeben: Psychotherapie richtet sich primär an den einzelnen Patienten, Soziotherapie primär an das soziale und materielle Lebensumfeld des Patienten (> So1- So8), wobei es „Zwischenformen“ gibt (etwa Familientherapie). „Psychoedukation“ wird als allgemein empfohlenes Prinzip für die Behandlung der Schizophrenie bei den Rahmenempfehlungen behandelt (>Ra 5).

Bei der Auswahl der acht psychotherapeutischen Themen, zu denen Empfehlungen abgegeben werden, bestand die schwierige Situation, dass es eine große Zahl psychotherapeutischer Methoden mit unterschiedlichen theoretischen und praktischen Zugangsweisen gibt – allein in Österreich sind derzeit 18 verschiedene psychotherapeutische Methoden gesetzlich anerkannt. Die Auswahl der Themen erfolgte nicht nach diesen schulenspezifischen Psychotherapiemethoden, sondern nach typischen Problemen, die Menschen mit Schizophrenie im Alltag haben und für die es Interventionsverfahren gibt, die mit „psychischen Mitteln“ arbeiten und unabhängig davon erlernt werden können, ob eine Ausbildung in einer bestimmten Psychotherapieschule absolviert worden ist oder nicht. Voraussetzung ist allerdings eine ausreichende Erfahrung im Umgang mit Menschen, die an Schizophrenie erkrankt sind; die Zugehörigkeit zu einer bestimmten Berufsgruppe ist dabei nicht so wichtig. Heute stehen eine Reihe derartiger schizophreniespezifischer und problemorientierter Psychotherapieprogramme zur Verfügung, die in klinischen Settings entwickelt und evaluiert wurden.

Die im folgenden erwähnten psychotherapeutischen Methoden und Verfahren dürfen konzeptuell und in der Praxis nicht mit der Gestaltung der therapeutischen Beziehung verwechselt werden (> Ra2). Die Notwendigkeit, die therapeutische Beziehung bewußt zu gestalten, gilt auch für Pharmakotherapie und Soziotherapie. Es wird hier davon ausgegangen, dass der Therapeut die Form der therapeutischen Beziehung bewußt gestaltet (>Ra 2), der in den Rahmenempfehlungen dargestellten Grundhaltung folgt (>Ra 3) und sich im Sinne der „Aufklärung und Psychoedukation“ transparent verhält (>Ra 5). Es ist sicher von Nutzen, aber keineswegs Voraussetzung für die Anwendung der im folgenden erwähnten psychotherapeutischen Programme, die von psychodynamisch orientierten Psychotherapieschulen gelehrten Konzepte der Übertragung und Gegenübertragung zu kennen und anwenden zu können.

Die hier formulierten Empfehlungen gehen also nicht auf die theoretischen Konzepte verschiedener Psychotherapieschulen ein – im Speziellen auch nicht auf die der tiefenpsychologischen und der systemischen Schulen - und auch nicht auf die ihnen entsprechenden komplexen Therapieverfahren, die nur durch eine meist langdauernde Ausbildung in der jeweiligen Psychotherapieschule erlernt werden und nur von derart geschulten Therapeuten durchgeführt werden können (Informationen dazu finden sich in Hutterer-Krisch 1996; Schwarz 2000 ; Ertl et al 2002). Diesbezüglich sei auf das bemerkenswerte „Aktiosforschungs-Projekt" von Alanen hingewiesen, der in Finnland über 20 Jahre zunächst psychoanalytische Einzeltherapie, dann auch systemische Familientherapie und später sozialpsychiatrische Ansätze mit offensichtlich gutem Erfolg integrativ und „bedürfnisangepasst" einsetzte. Bezüglich der intensiven psychoanalytischen Einzelbehandlung kommt er allerdings zu dem Schluss, dass sie nur dann erfolgreich ist, wenn der Patient nicht allzuschwer krank ist, Einsicht und Motivation für eine längerfristige Zusammenarbeit vorhanden sind und die Voraussetzungen für ausreichende Kontinuität in der therapeutischen Beziehung vorliegen. Ein Ergebnis zu dem kürzlich auch Hauff et al (2002) gelangten, die allerdings auch fanden, dass für Patienten, die zu Beginn der Behandlung kein „hohes Funktionsniveau" aufwiesen, psychodynamische Psychotherapie auch schädlich sein kann. Einsichtsorientierte Psychotherapiemethoden haben also ihren Platz im Spektrum der Behandlungsmethoden der Schizophrenie, jedoch scheinen sie an sehr spezielle Voraussetzungen gebunden zu sein.

Literatur

Alanen YO: Schizophrenie: Entstehung, Erscheinungsformen und die bedürfnisangepasste Behandlung. Klett-Cotta, Stuttgart 2001.

Brenner HD, Pfammatter M: Psychological therapy in schizophrenia: what is the evidence? Acta Psychiat Scand 2000; 102 (Suppl): 74-77.

Ertl M, Keintzel B, Wagner R (Hrsg.): Ich bin 1000 Ich. Das Psychotische – Probleme, Zugänge, Therapiekonzepte. Facultas Verlag, Wien 2002.

Fenton WS: Evolving Perspectives on Individual Psychotherapy for Schizophrenia. Schizophr Bull 2000; 26: 47-72.

Hauff E, Varvin S, Laake P, et al: Inpatient psychotherapy compared with usual care for patients who have schizophrenic psychoses. Psychiatr Serv 2002; 53:471-473.

Hutterer-Krisch R: Psychotherapie mit psychotischen Menschen. Springer Verlag, Wien 1996 (2. Aufl.).

Katschnig H, Windhaber J: Die Kombination einer Neuroleptika-Langzeitmedikation mit psychosozialen Maßnahmen. In: Riederer P, Laux G, Pöldinger W (Hrsg.): Neuro-Psychopharmaka – Ein Therapie-Handbuch. Band 4: Neuroleptika. 2. Auflage. Springer-Verlag, Wien New York 1998, pp 249-272.

Schwarz F: Empirische Studien zur psychoanalytischen Psychosentherapie. Psychotherapie Forum 2000; 8:123-129.

Thornicroft G, Susser E: Evidence-based psychotherapeutic interventions in the community care of schizophrenia. Brit J Psychiat 2001; 178:2-4.

Ps 1

Psychotherapeutische Empfehlung 1
Schizophreniespezifische Ansätze

Psychotherapie bei Schizophrenie sollte zuallererst auf die Erfassung und Behandlung krankheitsspezifischer Störungen ausgerichtet sein.

Patienten mit schizophrenen Erkrankungen zeigen eine Vielzahl psychopathologischer Symptome in unterschiedlicher Ausprägung. Diese können deutlich zutage treten oder erst durch genaue Exploration, Tests, Außenanamnese oder Beobachtung in verschiedenen sozialen Kontexten manifest werden.

Dies ist besonders bei langer Dauer der Erkrankung zu beachten, da die Betroffenen einen Teil ihrer Symptomatik bereits als selbstverständlichen und nicht mehr als behindernden Bestandteil ihrer Persönlichkeit erleben und nicht in der Lage sind, darüber distanziert zu berichten. Zu dieser Gruppe von Symptomen gehören besonders die kognitiven und affektiven Störungen sowie alle über lange Zeit bestehenden schizophreniespezifischen Symptome. Ihre Erfassung ist Voraussetzung für gezielte Therapiemaßnahmen.

Erprobte Konzepte für die praktische Durchführung der Psychotherapie mit bestimmten Schwerpunkten sind bereits zahlreich vorhanden.
Die Mehrzahl dieser psychotherapeutischen Programme sind in der Psychiatrie entwickelt und breit evaluiert worden. Es handelt sich vor allem um methodisch geplante und in Forschungsprojekten weiterentwickelte Verfahren, welche Patienten befähigen sollen, krankheitsspezifische Störungen im kognitiven, affektiven und psychosozialen Lebensbereich angemessen zu bewältigen. Diese Therapieverfahren zielen primär auf das Erlernen bzw. Wiedererlernen von Fähigkeiten ab und setzen entsprechende Techniken ein. Sie sind als „Bewältigungsstrategien" („Coping strategies") im Rahmen des „Vulnerabilitäts-Stress-Coping-Modells" zu sehen (> Ra 1).

In den folgenden Behandlungsempfehlungen wird vorrangig auf diese wissenschaftlich als wirksam belegten und alltagsnahen „störungsspezifischen Psychotherapieverfahren" eingegangen und auf die bis dato verfügbaren theoretischen Unterlagen und Praxis-Manuale verwiesen. Manche Programme bieten mehrere der hier als einzelne Empfehlung angeführten Verfahren gemeinsam „im Paket" an.

Manche der in den folgenden Empfehlungen beschriebenen Psychotherapiemethoden werden auch in Gruppen eingesetzt. In diesem Fall ist darauf zu achten, dass Menschen, die an Schizophrenie leiden, durch komplexe Situationen, wie sie in Gruppen entstehen, überfordert sein können (>Ps 6).

Optimale Wirksamkeit verspricht eine individuell auf die verschiedenen Störbereiche abgestimmte Kombination verschiedener störungsspezifischer Therapieverfahren, wobei gerade bei Patienten, die schon lange krank sind, eine vielmonatige oder vieljährige Dauer angezeigt ist.

Evidenzgrad A

Literatur

Bustillo JR, Lauriello J, Horan WP, Keith SJ: The Psychosocial Treatment of Schizophrenia: An Update. Am J Psychiatry 2001; 158:163-175.

Fenton WS, Schooler NR: Evidence-based psychosocial treatment for schizophrnia. Schizophr Bull 2000; 26(1): 1-155 (Themenheft mit zahlreichen Beiträgen).

Roder V, Brenner HD, Kienzle N, Hodel B: Integriertes psychologisches Therapieprogramm für schizophrene Patienten. Psychologie Verlags Union. Weinheim 1997 (4. Aufl.).

Süllwold L, Herrlich J: Psychologische Behandlung schizophren Erkrankter. Kohlhammer Verlag. Stuttgart Berlin Köln 1998 (2.Auflage).

Psychotherapeutische Empfehlung 2
Kognitive und affektive Störungen

Die Behandlung kognitiver und affektiver Störungen hat Vorrang, da erst durch ihre Behandlung die Voraussetzung für die aktive Mitarbeit bei allen pharmako-, psycho- und soziotherapeutischen Maßnahmen geschaffen werden kann.

Kognitive Störungen sind neben der sogenannten Positiv- und Negativsymptomatik die häufigsten Symptome Schizophrenieder. Kognitive Störungen werden als sehr stabil und überdauernd beschrieben; sie bleiben auch in den Remissionsphasen zwischen akuten psychotischen Phasen oftmals bestehen. Es handelt sich dabei um Defizite der selektiven Aufmerksamkeit (die sich in der Unfähigkeit äußern, Informationen für eine zielgerichtete Aufgabe zu selektieren), der Vigilanz und der Daueraufmerksamkeit. Ebenfalls beeinträchtigt sind verschiedene Gedächtnisfunktionen. Obwohl heute die Antipsychotika der zweiten Generation kognitive Störungen günstig beeinflussen können (>Ph 1), ist der Einsatz psychotherapeutischer Maßnahmen häufig angezeigt.

Für die Behandlung kognitiver Störungen stehen mehrere in Studien überprüfte Psychotherapieprogramme zur Verfügung. Sie bestehen meist aus einem ausführlichen Theorieteil und praktischen Therapiedurchführungsanleitungen, die eine Anpassung der Therapie an die jeweils individuell erforderlichen Bedürfnisse der Patienten erlauben.

Einzelprogramme für die Therapie kognitiver Störungen, wie „Cogpack" (Cognitive Package; Marker 1999) und „Coglab" (Spaulding 1989), sind als Computerprogramme erhältlich. Ein mit anderen Therapiemodulen kombiniertes Programm ist das „Integrierte Psychologische Therapieprogramm für schizophrene Patienten" mit einem Schwerpunkt auf kognitiven Störungen (Roder et al 1997).

Affektive Störungen als Störungen der Verarbeitung von emotionalen Informationen sind als schizophreniespezifisches Merkmal empirisch belegt. Auch für sie gibt es heute bereits spezifische und teilweise überprüfte Therapieverfahren, etwa die „Weiterentwicklung des IPT-Training der Bewältigung von maladaptiven Emotionen" (Hodel und Brenner 1996) und das „Training Emotionaler Intelligenz (TEI)" (Vauth et al 2001).

Evidenzgrad B

Literatur

Hodel B, Brenner HD: Ein Trainingsprogramm zur Bewältigung von maladaptiven Emotionen bei schizophren Erkrankten. Nervenarzt 1996; 67: 564–571.

Hodel B, Brenner HD: Erste Ergebnisse zum Training „Bewältigung von maladaptiven Emotionen". In: Böker, W., Brenner, H.D. (Hrsg.): Auf dem Weg zu einer integrativen Therapie der Schizophrenie. Verlag Hans Huber, Bern etc. 1996.

Marker K: Cogpack (www.markersoftware.com)

Sachs G, Katschnig H: Kognitive Funktionsstörungen bei schizophrenen Psychosen. Psychiatrische Praxis 2001; 28: 60-68.

Spaulding WD, Reed DR, Sullivan M, Richardson C, Weiler M: Effects of cognitive treatment in psychiatric rehabilitation. Schizophrenia Bulletin 1999; 25: 657 -676.

Vauth R, Joe A, Seitz M, Dreher-Rudolph M, Olbrich H, Stieglitz RD: Differenzielle Kurz- und Langzeitwirkung eines „Trainings Emotionaler Intelligenz" und des „Integrierten Psychologischen Therapieprogramms" für schizophrene Patienten. Fortschr Neurol Psychiat 2001; 69: 518-525.

Psychotherapeutische Empfehlung 3
Symptombewältigung und Frühwarnsymptome

Mit Hilfe von empirisch gut belegten psychotherapeutischen Techniken können Patienten lernen, Symptome, die bei der Schizophrenie häufig vorkommen (z.B. Wahnideen und Halluzinationen), zu bewältigen. Außerdem kann mit Patienten die Erkennung und Bewältigung von „Frühwarnsymptomen" erarbeitet werden.

In den bisher in diesem Bereich entwickelten speziellen Psychotherapieverfahren wird die aktive Rolle der Erkrankten in besonderer Weise deutlich (>Ra 4). Die im folgenden erwähnten Verfahren können in Einzel- und in Gruppentherapieform eingesetzt werden.

Ausgehend von der Schilderung von „Selbsthilfestrategien" Betroffener (Brenner 1987; Gross 1987) wurden Symptombewältigungsmechanismen systematisiert; sie werden heute als kognitiv-verhaltenstherapeutische Techniken erfolgreich eingesetzt. Dies gilt besonders für Halluzinationen und Wahnideen und dabei wieder besonders auch für Symptome, die auf Pharmakotherapie nicht angesprochen haben. Indirekte Effekte dieser Therapie sind die Verbesserung des psychosozialen Funktionsniveaus und der Rückfallsprophylaxe.

Elemente dieser kognitiv-behavioralen Verfahren zur Symptomreduktion sind: Situationsanalyse für die Auslöser von Halluzinationen bzw. Wahnideen, Analyse der Annahmen über Ursachen von Halluzinationen bzw. Wahnideen, Hilfe zur Umbewertung der von den Patienten angenommenen Ursachen, schließlich Erarbeiten von alternativen Umgangsweisen mit Halluzinationen und Wahnideen.

Eine wichtige Strategie ist das Erkennen von Frühwarnsymptomen durch den Patienten; solche Frühwarnsymptome sind oft für einzelne Patienten spezifisch, was hilfreich sein kann, um einen sich anbahnenden Rückfall zu bemerken, weil dann entsprechende Aktionen gesetzt werden können (fachliche Hilfe aufsuchen, Medikamente nehmen etc.). Hier kommen Methoden der Psychoedukation zum Einsatz (>Ra 5).

Evidenzgrad A

Literatur

Böker W: Zur Selbsthilfe Schizophrener: Selbstanalyse und eigene empirische Untersuchungen. In: Böker W, Brenner HD (Hrsg.): Bewältigung der Schizophrenie. Verlag Hans Huber, Bern etc. 1986, S. 176-188.

Chadwick PDJ, Birchwood M, Trower P: Cognitive Therapy for Delusions, Voices and Paranoia. John Wiley & Sons, Chichester, 1996.

Garety PA, Fowler D, Kuipers E: Cognitive Behavioral Therapy for Medication-Resistant Symptoms. Schizophr Bull 2000; 26:73-76.

Gross G: Basissymptome und Coping Behariom bei Schizophrenen. In: Böker W, Brenner HD (Hrsg.): Bewältigung der Schizophrenie. Verlag Hans Huber, Bern etc. 1986, S. 132-141.

Liberman RP: "Symptom Management Module". In: Liberman RP: Social and Independent Living Skills: The Community Re-Entry Program. CA: Psychiatric Rehabilitation Consultants (PRC) 1994 (Erhältlich von: PRC at Box 2867, Camarillo, CA 93011-2867, Tel. +1-805-484-5663).

Sensky T, Turkington D, Kingdon D, Scott JL, Scott J, Siddle R, O'Carroll M, Barnes TRE: A Randomized Controlled Trial of Cognitive-Behavioral Therapy for Persistent Symptoms in Schizophrenia Resistant to Medication. Arch Gen Psychiatry 2000; 57:163-172.

Tarrier N, Wittkowski A, Kinney C, McCarthy E, Morris J, Humphreys L: Durability of the effects of cognitive-behavioral therapy in the treatment of chronic schizophrenia: 12-month follow-up. Brit J Psychiat 1999; 174: 500-504.

Turkington D, Kingdon D: Cognitive-behavioral techniques for general psychiatrists in the management of patients with psychoses. Brit J Psychiat 2000; 177:101-106.

Dickerson FB: Cognitive behavioral psychotherapy for schizophrenia: a review of recent empirical studies. Schizophr Res 2000; 43: 71-90.

Wykes T, Parr AM, Landau S: Group treatment for auditory hallucinations: An exploratory study of effectivness. Br J Psychiatry 1999; 175:180-185.

Herz MI, Lamberti JS, Mintz J, Scott R, O'Dell SP, McCartan L, Nix G: A program for relapse prevention in schizophrenia: a controlled study. Arch Gen Psychiatry 2000; 57:277-83.

Ps 4

Psychotherapeutische Empfehlung 4
Soziale Fertigkeiten

Die (Wieder-) Erlangung von sozialen Fertigkeiten bedarf gezielter psychotherapeutischer Hilfe. Soziale Fertigkeiten sind oft bereits im Prodromalstadium einer schizophrenen Erkrankung eingeschränkt. Die sozialen Behinderungen verstärken sich meist unterschiedlich stark im weiteren Krankheitsverlauf und führen zu Rückzugsverhalten, wodurch weitere Lernerfahrungen und Übungsmöglichkeiten ausbleiben und das Repertoire an sozialen Fertigkeiten weiter abnimmt.

Das längerfristig durchgeführte Training sozialer Fertigkeiten führt zu einer deutlichen Verbesserung bzw. Wiederherstellung psychosozialer Kompetenz. Die angeführten Trainingsprogramme sind zum Teil in mehreren umfangreichen kontrollierten Studien untersucht und in ihrer Effizienz belegt.

Die im Rahmen der „problemorientierten Familientherapie" von Falloon et al (1984) (> Ps7) vermittelten sozialen Fertigkeiten („richtig zuhören", „richtig loben", „richtig kritisieren" und „richtig etwas von anderen verlangen") eignen sich auch für das (Wieder-)Erlernen von sozialen Fertigkeiten einzelner Patienten in Gruppensettings. Die verwendeten Techniken beinhalten u.a. Verhaltensmodellieren mit Video und Rollenspiel

Programme zum Erlernen sozialer Fertigkeiten sind meist Unterprogramme von komplexen Therapieprogrammen, wie des „Integrierten psychologischen Therapieprogramms" (Roder et al 1997), des Programms „Social and Independent Living Skills" (Liberman 1994) und des Psychotherapieprogramms „Personal Therapy"(Hogarty et al 1995).

Evidenzgrad B

Literatur

Bellack AS, Mueser KT, Gingerich S, Agresta J: Social Skills Training for Schizophrenia. A Step-by-Step Guide. Guilford Press, New York 1997.

Falloon IRH, Boyd JL, McGill: Family Care of Schizophrenia. Guilford Press. New York London 1984.

Heinssen RK, Liberman RP, Kopelowicz A: Psychosocial Skills Training for Schizophrenia: Lessons From the Laboratory. Schizophr Bull 2000; 26: 21-46.

Hogarty GE, Kornblith SJ, Greenwald D, DiBarry AL, Cooley S, Flesher S, Reiss D, Carter M, Ulrich R: Personal Therapy. A Disorder-relevant Psychotherapy for Schizophrenia. Schizophr Bull 1995; 21: 379–393.

Hogarty GE, Greenwald D, Ulrich R, Kornblith SJ, DiBarry AL, Cooley S, Carter M, Flesher S: Three-Year Trials of Personal Therapy Among Schizophrenic Patients Living With or Independent of Family, II: Effects on Adjustment of Patients. Am J Psychiat 1997; 154: 1514-1524.

Liberman RP: Social and Independent Living Skills: The Community Re-Entry Program. CA: Psychiatric Rehabilitation Consultants (PRC) 1994 (Erhältlich von: PRC at Box 2867, Camarillo, CA 93011-2867, Tel. +1-805-484-5663).

Roder V, Brenner HD, Müller D et al: Effekte neuer kognitiv–behavioraler Therapieprogramme zur Verbesserung spezifischer sozialer Fertigkeiten bei schizophren Erkrankten. Der Nervenarzt 2001; 72: 709-716.

Psychotherapeutische Empfehlung 5
Alltagsfertigkeiten

Die (Wieder-) Erlangung von Alltagsfertigkeiten bedarf gezielter Hilfe. Diese Fertigkeiten haben die jeweils konkrete praktische Lebensgestaltung des einzelnen Kranken zum zentralen Thema.

Diese Therapieverfahren zielen auf ungenutzte oder neu zu erwerbende Fertigkeiten ab, die eine unabhängige Lebensführung im Alltag und einen persönlichen, gesunden Lebensstil erreichen helfen. Dabei ist Selbstversorgung, Wohnen, Geldgebarung, Ernährung, persönliche Hygiene, die Benützung von Verkehrsmitteln und Nutzen von sozialen Einrichtungen beinhaltet. Mit dem (Wieder)Erlernen von Alltagsfertigkeiten muß die externe Lebenssicherung Hand in Hand gehen (>S07).

Gezielte Anleitungen für jeweils mit dem Kranken zu erarbeitende Therapieziele und die Evaluierung des Therapieerfolges sind in den Programmen „SILS" („Social and Independent Living Skills", Liberman 1994), „Wissen – Genießen – Besser leben" (Amering et al, in Vorb.), sowie im Therapieprogramm „Flexible Psychotherapy" (Fenton 1995) enthalten.

In letzter Zeit wurde in den USA das Modell des „In Vivo Amplified Skills Training (IVAST)" entwickelt, bei dem das Training von Alltagsfertigkeiten und sozialen Fertigkeiten - durch eigens geschulte „Case manager" unterstützt (> S02) - „in vivo", nämlich im Lebensalltag stattfindet (Glynn et al 2001).

Evidenzgrad C

Literatur

Amering M, Sibitz I, Griengl H, Katschnig H: Wissen - Genießen - Besser Leben. Ein Seminar für Menschen mit Psychoseerfahrung. Manuale. Psychiatrie-Verlag, Bonn (in Vorbereitung).

Fenton WS, Mc. Glashan FH: We can talk: Individual psychotherapy for schizophrenia. Am J Psychiat 1997; 154:1493-1495.

Fenton WS, McGlashan TH: Schizophrenia: Individual Psychotherapy. In. Kaplan HI, Sadock BJ (eds): Comprehensive Textbook of Psychiatry. Vol.6 Williams and Wilkins, Baltimore 1995, pp 1007-1018.

Liberman RP: Social and Independent Living Skills: The Community Re-Entry Program. CA: Psychiatric Rehabilitation Consultants (PRC) 1994 (Erhältlich von: PRC at Box 2867, Camarillo, CA 93011-2867, Tel. +1-805-484-5663).

Glynn SM, Marder SR, Libermann RP et al: Supplementing clinic based skills training for schizophrenia with manualized community support: Nine month follow-up effects on social adjustment. Schizophr Res 2001; 49: 261.

Psychotherapeutische Empfehlung 6
Stressvermeidung und Stressbewältigung

Psychotherapeutische Hilfen zur Stressvermeidung und Stressbewältigung sollten gezielt angeboten werden.

Eine wichtige Rolle bei der Auslösung schizophrener Störungen spielen emotionale und kognitive Stressoren. Sowohl alltägliche Belastungen – langdauernde (z.B. „High expressed emotion") oder plötzlich auftretende ("Life-Events") – als auch lebensphasische Entwicklungskrisen können zu einer psychischen Dekompensation beitragen und damit zu Rückfällen führen. Dies ist durch Studien hinreichend belegt und wird durch das Vulnerabilitäts-Stress-Coping-Modell (>Ra 1) konzeptuell erfaßt. Gleichzeitig weist dieses Modell den Weg zum Umgang mit Stress.

Eine Möglichkeit besteht in der Stressvermeidung, wobei mit dem Patienten erarbeitet wird, welche spezifischen Umweltsituationen für ihn belastend sind. In der Regel sind dies Situationen, in denen die Stimulation zu vielfältig und die zeitliche Beanspruchung zu lange ist, in denen Anforderungen unter hohem Zeitdruck bewältigt werden sollen oder Handlungsaufforderungen mehrdeutig sind, die einen hohen Neuheitsgrad aufweisen oder ein hohes Maß an eigener Initiative, Gestaltung bzw. Strukturierung ohne Rückmeldung erfordern, schliesslich Situationen, die zuviel zwischenmenschliche Nähe einschließen (Süllwold und Herrlich 1999). Der Patient kann versuchen, diese Situationen „kontrolliert" zu vermeiden oder, wenn dies nicht möglich ist, Bewältigungsstrategien im Rollenspiel zu üben.

Ein individuellen Erfordernissen angemessenes Klären und Erproben der Möglichkeiten, mit Stress besser und gezielter umzugehen ("Coping"), kann also eine wichtige, krankheitsverhindernde oder -moderierende Wirkung erzielen.

Eine wichtige, wenn auch unspezifische therapeutische Hilfe stellen Entspannungsverfahren dar, wie z. B. die „Progressive Muskelrelaxation " nach Jacobson. Auch fast alle anderen psychotherapeutischen Verfahren, besonders auch psychdynamische und systemische, können, im Rehabilitations- oder Remissionsstadium eingesetzt, die persönlichen Fähigkeiten der Patienten im Umgang mit Stress verbessern.

Evidenzgrad C

Literatur

Hirsch S, Cramer P, Jolley A, Dikenson M, Haw C: Die Rolle von Life Events beim schizophrenen Rückfall. In: Brenner H.D, Böker W (Hrsg.) : Verlaufsprozesse schizophrener Erkrankungen. Verlag Hans Huber, Bern etc. 1992.

Norman RMG, Malla AK: A Prospective Study of Daily Stressors and Symptomatoloy in Schizophrenic Patients. Soc.Psychiat.Psychiatr. Epidemiol. 1994, 29 pp 244-249.

Süllwold L, Herrlich J: Psychologische Behandlung schizophren Erkrankter. 2. Auflage, Verlag Kohlhammer, Hamburg 1999, S. 44-50.

Schaub A, Andres K, Brenner HD, Donzel G: Entwicklung einer bewältigungsorientierten Gruppentherapie für schizophrene Patienten. In: Böker W, Brenner HD (Hrsg): Integrative Therapie der Schizophrenie. Verlag Hans Huber, Bern etc. 1996, S. 330-352.

Ps 7

Psychotherapeutische Empfehlung 7
Bewältigung familiärer Probleme

Von den psychotherapeutischen Methoden, welche die Familie einbeziehen, ist die problemorientierte Familientherapie in ihrer Wirksamkeit bei der Schizophrenie ausreichend untersucht und belegt. Wo immer verfügbar, sollte diese Methode eingesetzt werden.

Problemorientierte Verfahren haben bei der Schizophrenie eine signifikante Wirksamkeit belegen können. Die dazu veröffentlichten kontrollierten Studien gehen dabei immer von einer Kombination mit individueller psychopharmakologischer Therapie aus, was in der Rückfallsprophylaxe der alleinigen Anwendung einer der beiden Therapieverfahren überlegen ist.

Mit der soziotherapeutischen Empfehlung „Hilfe für Angehörige" (>So8) gibt es Überschneidungen, jedoch ist die „problemorientierte Familientherapie" mehr fachmännisch-technisch orientiert - „Hilfe für Angehörige" ist breiter zu verstehen und schließt auch lebenspraktische Unterstützung und Selbsthilfe mit ein. Psychoedukation (> Ra5) ist für beide Empfehlungen relevant und ein regelhafter Bestandteil der problemorientierten Familientherapie.

Die Programme beinhalten zunächst das Erlernen von grundlegenden sozialen Fertigkeiten (z.B. „richtig zuhören", „richtig loben", „richtig kritisieren" und „ richtig etwas von anderen verlangen"), dann das Erlernen von Problemlösungsstrategien, wobei jeweils zwischen den Therapiesitzungen Übungen durchgeführt werden müssen.

Evidenzgrad A

Literatur

Dixon LB, Lehman AF: Family Interventions for Schizophrenia. Schizophr Bull 1995; 21:631-643.

Dixon L, Adams C, Lucksted A: Update on Family Psycho-Education for Schizophrenia. Schizophr Bull 2000; 26:5-20.

Dürr H, Hahlweg K: Familienbetreuung bei schizophrenen Patienten: Analyse des Therapieverlaufes. Z Klin Psychol 1996; 25:33-46.

Falloon IRH, Boyd JL, McGill: Family Care of Schizophrenia. Guilford Press, New York London 1984.

Falloon IRH, Boyd JL, McGill CW, Williamson M, Razani J, Moss HB, Gilderman AM, Simpson GM: Family management in the prevention of morbidity of schizophrenia. Clinical outcome of a two-year longitudinal study. Arch Gen Psychiatry 1985; 42:887-896.

Falloon IRH, Boyd JL, McGill CW, Ranzani J, Moss HB, Gildermann AM: Family management in the prevention of exacerbation of schizophrenia: A controlled study. New England Journal of Medicine 1982; 306:1437-1440.

Hahlweg K, Dürr AF, Müller U: Familienbetreuung schizophrener Patienten. Psychologie Verlags-Union, Weinheim 1995.

Psychotherapeutische Empfehlung 8
Stigmabewältigung

Psychotherapeutische Hilfen zur Vermeidung und Bewältigung des Stigmas der Schizophrenie sollten gezielt angeboten werden.

Die Diagnose "Schizophrenie" zur Kenntnis nehmen zu müssen, stellt für den Kranken und seine Familie eine große psychische Belastung dar. Die nähere Umgebung und die Öffentlichkeit reagieren auf diese Diagnose meist mit Unverständnis, Angst und Ablehnung. Eine Folge davon ist, dass viele Personen, die psychiatrische Hilfe benötigen, diese überhaupt nicht in Anspruch nehmen oder eine begonnene Therapie abbrechen.

Bei vielen Personen, die in Behandlung kommen und in Behandlung bleiben, führt die Interaktion von vorwiegend negativen Fremdbildern („unverstehbar", „widersinnig", „gefährlich", „unheilbar") mit einem negativen Selbstbild („behindert", „unfähig", „verzweifelt", „hoffnungslos") zu einem "internalisierten Stigma". Vermeidungsverhalten und Rückzug von sozialen Kontakten sind in dieser Situation oft die Folge. Dies kann zu einer Beeinträchtigung von kognitiven und sozialen Kompetenzen beitragen.

Manche Patienten entwickeln jedoch aktiv Bewältigungsstrategien, wie gezieltes Verheimlichen einerseits, gezielte Aufklärung der näheren Umgebung über die wahre Natur ihrer Krankheit (über die sie selbst möglicherweise in psychoedukativen Seminaren informiert werden; >Ra 5) andererseits. Beides – Verheimlichen und Aufklärung – ist jedoch selbstbelastend und kann zu Rückfällen beitragen.

Der Therapeut sollte die Stigmafrage direkt ansprechen und zu eruieren versuchen, welche Einstellungen und Verhaltensweisen die Patienten in diesem Zusammenhang haben und entsprechend beratend tätig werden. Eine wichtige Strategie der Stigmabewältigung ist die Teilnahme der Patienten an Selbsthilfegruppen, über deren Existenz im lokalen Raum sich Therapeuten informieren sollte und zu deren Besuch sie Patienten motivieren sollten.

Die Angehörigen der Patienten haben mit analogen Stigmaproblemen zu kämpfen und sollten mit Angehörigenselbsthilfegruppen in Kontakt gebracht werden (>So 8).

Evidenzgrad C

Literatur

Finzen A: Psychose und Stigma. Stigmabewältigung - Zum Umgang mit Vorurteilen und Schuldzuweisungen. Psychiatrie Verlag, Bonn 2000.

Link B, Cullen F, Struening E, Shrout P: A modified labeling theory aproach to mental disorders: an empirical assessment. American Sociological Review 1989; 54: 400-423.

Rosenfield S: Labeling mental illness: the effects of received services and perceived stigma on life satisfaction. American Sociological Review 1997; 62: 660-672.

Wahl OF: Telling is Risky Business. Mental Health Consumers Confront Stigma. Rutgers University Press, New Brunswick etc. 1999, pp. 143-161.

4x8

empfehlungen zur behandlung von

schizophrenie

ÖSTERREICHISCHE GESELLSCHAFT FÜR PSYCHIATRIE UND PSYCHOTHERAPIE

1

2

3

4

Soziotherapeutische Empfehlungen

4. Soziotherapeutische Empfehlungen (So)

Vorbemerkungen zu den soziotherapeutischen Empfehlungen

Im Gegensatz zum individuumzentrierten Behandlungsansatz psychotherapeutischer Verfahren und pharmakotherapeutischer Methoden folgt die Soziotherapie einem ökologischen, d.h. umgebungszentrierten therapeutischen Ansatz.

Für die Behandlung und Rehabilitation von Menschen mit schweren psychischen Erkrankungen ist die Integration individuumzentrierter und umgebungszentrierter Zugänge erforderlich. Zu diesen Personen zählen an Schizophrenie Erkrankte mit fortbestehender klinischer Symptomatik, häufigen Erkrankungsrezidiven und sozialen Beeinträchtigungen.
Oft benötigen diese Menschen ein komplexes Leistungsangebot, das jeweils den Bedürfnissen des einzelnen Patienten angepasst werden muss und in seinem Lebensfeld zur Verfügung stehen sollte. Diese multifokale Behandlung und Betreuung sollte vorwiegend ambulant erfolgen und kann unter Umständen über viele Jahre erforderlich sein.

Die Soziotherapie sollte die Bedingungen dafür schaffen, dass Patienten jene emotionalen, intellektuellen und sozialen Fertigkeiten optimieren oder erwerben, die erforderlich sind, um mit dem geringstmöglichen Ausmaß an Unterstützung, innerhalb eines selbstbestimmten Umfeldes, weitgehend selbständig und mit bestmöglicher sozialer Integration leben zu können. Ein heute damit in Zusammenhang stehendes und weitgehend akzeptiertes Kriterium für die Ergebnisqualität der Behandlung ist die Verbesserung der Lebensqualität von Betroffenen und ihren Angehörigen.

Soziotherapeutische Interventionen sollten in den Lebenskontext des Patienten eingebettet und vernetzt sein (>Ra 6, >So6) und sich an den persönlichen und Umgebungsressourcen der Patienten orientieren.
Die Kernaufgabe der sogenannten „direkten Soziotherapie“ liegt in der Strukturierung von therapeutischen Settings, die für die psychische Stabilisierung und Entfaltung des Patienten förderlich sind (>Ra 3). Die „indirekte Soziotherapie“ setzt am Alltagsumfeld und am sozialen Netz des Patienten an, das seinen Bedürfnissen entsprechend in geeigneter Form erweitert, angepasst und unterstützt werden sollte.

Für die Gestaltung von „Lebensräumen“ stehen differenzierte milieutherapeutisch orientierte Modelle für die Bereiche Tagesgestaltung, Wohn- und Arbeitsrehabilitation sowie der Teilnahme am gesellschaftlichen Leben zur Verfügung.

Für die Soziotherapie müssen neben Patienten, bei denen eine ausreichende Behandlungsmotivation besteht, auch jene berücksichtigt werden, die eine Behandlung im engeren Sinn ablehnen. Bei diesen geht es in erster Linie um Lebenssicherung, Schadensbegrenzung, Entlastung der Angehörigen und Förderung der Behandlungsmotivation.

Interventionen im Bereich der Angehörigen, Case-Management sowie Arbeitstherapie und Arbeitsrehabilitation, sind in Ihrer Effektivität und Effizienz wissenschaftlich gut belegt . Andere soziotherapeutische Maßnahmen beruhen auf einem weitgehenden klinischen Konsens (z. B. Tagesgestaltung; >So 3) oder sind „evident" im Alltagssinn des Wortes (z. B. Lebenssicherung; >So7).

Literatur

Aktion Psychisch Kranke: 25 Jahre Psychiatrie-Enquete. Band I und II. Psychiatrie-Verlag, Bonn 2001.

Andresen B, Stark F, Gross J (Hrsg): Mensch – Psychiatrie – Umwelt. Ökologische Perspektiven für die soziale Praxis. Psychiatrie-Verlag, Bonn 1992.

Becker Th, Thornicroft G: Community care and management of Schizophrenia. Current Opinion in Psychiatry 1998, 11:1, 49-54.

Bock T, Weigand H (Hrsg): Hand-werks-buch Psychiatrie. Psychiatrie-Verlag, Bonn 1998.

Eikelmann B: Sozialpsychiatrisches Basiswissen. Enke-Verlag, Stuttgart 1997.

Fenton WS, Schooler NR: Evidence-based psychosocial treatment for schizophrenia. Schizophr Bull 2000; 26(1): 1-155 (Themenheft mit zahlreichen Beiträgen).

Finzen A: Das Pinelsche Pendel – Die Dimension des Sozialen im Zeitalter der biologischen Psychiatrie. Psychiatrie-Verlag, Bonn 1998.

Katschnig H, Freeman H, Sartorius N (Eds): Quality of Life in Mental Disorders. John Wiley and Sons, Chichester New York 1997.

Katschnig H, Schöny W: Somatotherapie, Psychotherapie und Soziotherapie - die drei Säulen der psychiatrischen Therapie, oder: Warum soziotherapeutische Leistungen von der Krankenkasse zu bezahlen sind. Mitteilungen der österreichischen Sanitätsverwaltung 1992; 93:284-285.

Kauder V (Hrsg.): Personenzentrierte Hilfen in der psychiatrischen Versorgung. Psychosoziale Arbeitshilfen 11. Psychiatrie-Verlag, Bonn 1999 (3.Aufl.).

Liberman R.P. (Ed.): Handbook of Psychiatric Rehabilitation. Macmillan, New York 1999.

Meise U, Rössler W, Fleischhacker WW: Outpatient Care in Schizophrenia. Treatment Considerations 1994, CNS Drugs 1: 254-262.

Meise U, Hafner F, Hinterhuber H (Hrsg.): Gemeindepsychiatrie in Österreich. VIP-Verlag; Innsbruck 1998.

Meise U: Zur Qualitätsentwicklung der Behandlung von Menschen mit schizophrenen Störungen – Ziele und Prinzipien. In: Klug G (Hrsg.): Versorgung und Qualität – Qualität der Versorgung. Edition Pro mente, Linz 1999, S. 123-173.

Rössler W: Rehabilitation Techniques: In: Gelder MG, Lopez-Ibor JJ, Andreasen N (Eds.): New Oxford Textbook of Psychiatry, Oxford University Press, Oxford 2000, pp. 1491-1495.

So 1

Soziotherapeutische Empfehlung 1
Hilfe zur Selbsthilfe, Empowerment

Behandlung, Rehabilitation und Rückfallsprävention sollen sich soweit wie möglich an den Ressourcen sowie der subjektiven Sicht von Patienten orientieren. Ihre aktive Mitbestimmung, Verantwortlichkeit und Mitgestaltung sowie Aktivitäten der Selbsthilfe sollen gefördert werden.

Diese Sichtweisen, die auch für andere Bereiche der Gesundheitsversorgung zunehmend Gültigkeit gewinnen, basieren auf den Konzepten „Empowerment" und „Salutogenese". Sie ersetzen die heute noch häufig geübte Defizitorientierung in der Behandlung. Sie setzen an den persönlichen und ökologischen Ressourcen der Patienten an, d.h. sie fördern und nützten vorhandene Fähigkeiten, Interessen, Stärken und aktivierbare nicht-professionelle Hilfen (>Ra 5)

Demnach sollen Patienten im Rahmen ihrer Behandlung nicht mehr in einer passiven Rolle verharren. Patienten treten mit ihrer Umwelt aktiv in Beziehung, setzen sich mit ihrer Erkrankung auseinander, bestimmen und gestalten ihre Behandlung mit. Sie werden zu verantwortlichen Akteuren, deren subjektive Sicht und Meinung wichtig ist. Dieses Konzept setzt jedoch eine partnerschaftliche Kommunikation zwischen Behandler und Patienten voraus und erfordert die Beachtung aller Aspekte der Erkrankung. Diese neue Rolle von Patienten macht es möglich, dass Bedürfnisse besser erkannt werden und zwischen allen am Behandlungs- und Rehabiliationsprozess Beteiligten konkrete Ziele formuliert und vereinbart werden können. Auch wird es dadurch möglich, das Potenzial, das in der Selbsthilfe liegt, zu fördern und therapeutisch zu nutzen.

Der „Trialog" – es handelt sich dabei um einen organisierten aber institutionsungebundenen Informations- und Erfahrungsaustausch zwischen Patienten, Angehörigen und professionellen Helfern – ist ein Beispiel, das zeigt, wie ein gleichberechtigter und partnerschaftlicher Diskussion- und Umgangsstil gepflogen werden kann.

Die Bildung von Selbsthilfeorganisationen von Patienten, von Selbsthilfeprojekten und die Einbeziehung von „Peer-Specialists" sollten unterstützt werden. Ihnen sollte eine wichtige Rolle im Behandlungssystem eingeräumt werden.

Evidenzgrad C

Literatur

Amering M, Hofer H, Rath I: Trialog – Ein Erfahrungsbericht nach zwei Jahren „Erster Wiener Trialog". In: Meise U, Hafner F, Hinterhuber H (Hrsg.): Gemeindepsychiatrie in Österreich. VIP-Verlag, Innsbruck 1999, S. 231-252.

Antonovsky A: Salutogenese. Zur Entmystifizierung der Gesundheit. dgvt Verlag, Tübingen 1997.

Ebner H, Köck Ch: Qualität als Wettbewerbsfaktor für Gesundheitsorganisationen. In: Heimerl-Wagner P, Köck Ch (Hrsg): Management in Gesundheitsorganisationen Ueberreuter, Wien 1996: 72-101.

Keupp, H: Ermutigung zum aufrechten Gang. dgvt-Verlag, Tübingen 1997.

Knuf A, Seibert U: Selbstbefähigung fördern – Empowerment und psychiatrische Arbeit. Psychiatrie-Verlag, Bonn 2000.

Schürmann I: Beziehungsformen zwischen Langzeitnutzern und Professionellen im Kontext der Moderne. In: Zaumseil E.M., Leferink K (Hrsg): Schizophrenie in der Moderne – Modernisierung der Schizophrenie. Edition Das Narrenschiff, Psychiatrie-Verlag, Bonn 1997, 239-279.

Stastny P, Amering M: Integrating Consumer Perspectives and Quality of Life in Research and Service Planning. In: Katschnig H, Freeman H, Sartorius N (Eds.): Quality of Life in Mental Disorders. John Wiley and Sons, Chichester New York 1997.

So 2

Soziotherapeutische Empfehlung 2
„Case management“

Für die Koordination komplexer Hilfen ist die beziehungsorientierte Begleitung durch eine professionelle Bezugsperson („Case-Manager“ , „Care Coordinator“) erforderlich.

Patienten, die für ihre Behandlung und Rehabilitation ein komplexes Leistungsangebot – unterschiedliche therapeutische Verfahren und Hilfen, Therapeuten, Diensten und Einrichtungen, Institutionen – benötigen, werden im Laufe ihrer Behandlung mit einer Vielzahl wechselnder Bezugspersonen und Einrichtungen konfrontiert. Deren mangelhafte Vernetzung führt zu negativen Auswirkungen. Zudem ist dadurch eine zielorientierte und flexible Behandlung und Rehabilitation, die sich an den Bedürfnissen des einzelnen Patienten orientiert, erschwert.

Neben dem Aufbau und Unterhalt einer langfristigen, vertrauensvollen therapeutisch geleiteten Beziehung gehört es u.a. zu den Aufgaben eines „Case managers“ oder „Care coordinators“, den Zustand und die Bedürfnisse des Patienten zu erfassen, die Behandlung und Rehabilitation in Abstimmung mit allen Beteiligten (Betroffenen, Angehörigen, Behandlern) zu planen, diese zu koordinieren, die erforderlichen professionellen und nicht-professionellen Hilfen zu vernetzen und insgesamt als Fürsprecher des Patienten tätig zu sein.

Evidenzgrad B

1 2 3 **4**

Literatur

Björkmann D, Hannson L: What do Case-Managers do? An investigation of Case-Manager-Interventions in their relationship to client outcome. Soc Psychiat Psychiat Epidem 2000, 35: 43-50.

Mueser K.D, Bond R.G, Drake R.E, Resnick S.G.: Models of community care for severe illness: A Review of Research on Case-Management. Schizophr Bull, 1998; 24: 37-74.

Samela C, Murray RM: Case Management of Patients with Schitzophrenia. In: Liebermann JA, Murray RM (eds.): Comprehensive Care of Schitzophrenia. A Textblock of Clinical Management. London 2001.

Stein LI, Santos AB: Assertive Community Treatment of Persons with Severe Mental Illness. WW Norton, New York 1998.

Wancata J, Gasselseder M: Case-Management: Eine Möglichkeit der Koordination von Versorgung: In: Zapotoczky K, Grausgruber A, Mechtler R (Hrsg) Gesundheit im Brennpunkt: Eigeninitiative und gesellschaftliche Verantwortung. Band 7/2, Universitätsverlag R Trauner, Linz 2000, S. 128-140.

Soziotherapeutische Empfehlung 3
Tages- und Kontaktgestaltung

Tagesgestaltende Angebote in einem therapeutisch strukturierten Milieu dienen der Stabilisierung der klinischen Symptomatik, der Verbesserung der Fähigkeiten zur Alltagsbewältigung sowie der Kommunikation. Das „Milieu“ sollte so gestaltet sein, dass es strukturiert, transparent und übersichtlich ist und genügend Möglichkeiten für Kommunikation bietet.

Heute werden Patienten im Rahmen einer akuten Erkrankung in der Regel nur mehr wenige Wochen stationär behandelt. Krankheitsbedingte funktionelle Einschränkungen oder eine ausgeprägte „Vulnerabilität“ fördern Erkrankungsrezidive, Chronifizierung oder die Entwicklung psychosozialer Behinderungen. Deshalb ist bei Patienten mit einer schweren psychischen Erkrankung eine längerfristige milieutherapeutisch ausgerichtete „strukturierende Behandlung“ angezeigt, die im Anschluß an den stationären Aufenthalt ambulant angeboten werden kann. Durch sie sollen die verbliebene klinische Symptomatik weiter stabilisiert oder kompensiert werden, die Alltagsbewältigung und Kommunikation verbessert sowie die subjektive Krankheitsverarbeitung und Copingfähigkeit gefördert werden. In diesem Setting können pharmakotherapeutisch und psychotherapeutische Maßnahmen koordiniert eingesetzt und weitere Rehabilitationsschritte geplant und vorbereitet werden.

Das Milieu muss therapeutisch so gestaltet werden, dass es strukturiert, transparent und übersichtlich ist („Einfachheit – Klarheit – Kontinuität“; >Ra 3) sowie genügend Raum und Zeit für Kommunikation bereitstellt. Die Aufgaben und Verantwortlichkeiten der Patienten und der Behandler innerhalb des therapeutischen Teams müssen klar erkennbar sein, Informationen sollen eindeutig vermittelt werden und der Umgang mit dem Patienten von einer affektiv-kognitiv übereinstimmenden Kommunikation geleitet sein. Anforderungen, wie sie etwa in der Ergotherapie gestellt werden, sollten fortlaufend individuell angepasst werden. Positiv realistische Zukunftserwartungen sowie klare Behandlungs- und Rehabilitationsziele sollten gemeinsam mit dem Patienten und gegebenenfalls unter Einbeziehung der Angehörigen erarbeitet werden. Allzu abrupte Veränderungen in der Behandlung sind zu vermeiden.

Die „aktivierende“ Funktion derartiger Tagesstrukturen ist besonders für Patienten mit Rückzugsneigung wichtig, wobei eine Balance zwischen Über- und Unterforderung hergestellt werden muss (>Ra 1, >Ps 6).

Die genannten Prinzipien können in mehr medizinisch orientierten Tageskliniken und in Tageszentren realisiert werden.

Wo immer möglich sollte die Tagesstrukturierung durch Beschäftigung und Arbeit erfolgen (>So 5).

Evidenzgrad B

Literatur

Bock T, Weigand H (Hrsg): Hand-werks-buch Psychiatrie. Psychiatrie-Verlag, Bonn 1998.

Eikelmann B, Reker T, Albers U: Die psychiatrische Tagesklinik. Thieme, Stuttgart New York 1999.

Wancata J, Rittmanssberger H, Winkler H, Berner J: Leistungen und organisatorische Aspekte psychiatrischer Tageskliniken in Österreich. Neuropsychiatrie 2001; 15: 10-17.

So 4

Soziotherapeutische Empfehlung 4
Selbstversorgung und Wohnen

Eine möglichst eigenständige und selbstbestimmte Lebensführung sollte gefördert werden. Voraussetzung dafür ist ein möglichst unabhängiges Wohnen.

Ziel der Behandlung und Rehabilitation von Menschen mit schizophrenen Erkrankungen ist es, dass sie mit der geringstnötigen Unterstützung (wieder) außerhalb von Institutionen möglichst eigenständig und selbstbestimmt ihren Lebensalltag gestalten und sich selbst versorgen können. Das Psychiatrische Krankenhaus und das Pflegeheim oder andere große Heime bieten auf Dauer keine geeigneten Lebensräume; sie fördern durch Hospitalismus die Entwicklung sozialer Behinderungen.

Anliegen der Wohnrehabilitation ist es, Patienten wieder in möglichst normale Lebensverhältnisse zu integrieren, wobei grundsätzlich ein Leben in der gewohnten Umgebung angestrebt werden sollte. Damit Patienten fähig sind, den Alltag eigenständig zu gestalten und zu bewältigen, ist es erforderlich, dass sie (wieder) über die dazu erforderlichen Fertigkeiten verfügen (>Ps 5). Die Wohnrehabilitation setzt ein gewisses Ausmaß an Stabilität der klinischen Symptomatik und psychischen Belastbarkeit voraus. Sie hat Vorrang vor anderen rehabilitativen Strategien, da die Fähigkeit (wieder) ein weitgehend eigenständiges Leben führen zu können, für das Selbstbild von Patienten und für ihre Stellung in der Gesellschaft von entscheidender Bedeutung ist.

Das Wohnen sollte von den Orten, an denen andere Hilfen (z.B. Tagesgestaltung, Arbeitstherapie) angeboten werden, entkoppelt sein.
Das Ausmaß der professionellen Betreuung sollte sich nicht an der Wohnform sondern am jeweiligen individuellen Hilfebedarf orientieren (>Ra 4). Die Perspektive der Wohnrehabilitation sollte von zeitlich befristet bis langfristig gespannt sein.

Falls autonomes Wohnen nicht möglich ist, sollten als institutioneller Rahmen klein dimensionierte Übergangs- oder Dauerwohnheime (maximal 12 Plätze), betreute Wohngemeinschaften und vor allem betreute Einzelwohnungen angeboten werden.

Evidenzgrad C

Literatur

Bosch G, Kulenkampff C: Komplementäre Dienste – Wohnen und Arbeit. Aktion Psychisch Kranke. Rheinland-Verlag, Köln 1985.

Brill KE, Schulte-Kemna G, Weigand H (Hrsg): Betreutes Wohnen – eine gemeindepsychiatrische Basishilfe. Psychiatrie-Verlag, Bonn 1980.

Fengler Ch, Fengler T: Alltag in der Anstalt: Edition das Narrenschiff, Psychiatrie-Verlag, Bonn 1980.

Kunze H: Psychiatrische Übergangseinrichtungen und Heime. Enke-Verlag, Stuttgart 1981.

Rosenmann M: Zimmer mit Aussicht. Betreutes Wohnen bei psychischer Krankheit. Psychiatrie Verlag, Bonn 1999.

Soziotherapeutische Empfehlung 5
Arbeit, Beschäftigung, Ausbildung

Arbeit und Beschäftigung sind für die Rehabilitation von zentraler Bedeutung. Sie wirken sich auf den Krankheitsverlauf, die soziale Integration und die Lebensqualität positiv aus. Ausbildungsangebote sollten genutzt werden.

Die positiven Auswirkungen von Arbeits- und Beschäftigungstherapie - sie gehören zu den ältesten rehabilitativen Ansätzen in der Psychiatrie – sind empirisch gut abgesichert. Kontinuierliche Beschäftigung und Arbeit fördern nicht nur die Leistungsfähigkeit, sondern sie senken auch Erkrankungsrezidive, verbessern die klinische Symptomatik, fördern sozial kommunikative Kompetenz, Selbstwert, Selbstvertrauen und subjektive Lebensqualität. Sie ermöglichen auch den Schritt aus der Abhängigkeit zur Selbständigkeit. Heute finden jedoch 80 bis 90 % der Patienten nach Erkrankungsepisoden keinen Zugang zu einer für sie zufriedenstellenden Beschäftigung oder Arbeit, was auch auf Stigma und Diskriminierung zurückzuführen ist. Arbeitslosigkeit stellt an sich einen „Stressor" dar und wirkt sich negativ auf den Krankheitsverlauf und die soziale Integration dieser Patienten aus. Zudem sind arbeitslose Patienten mit dem Doppelstigma „psychisch krank" und „arbeitslos" belastet.

Die berufliche Rehabilitation, die das Ziel verfolgt, Betroffene am ersten Arbeitsmarkt zu integrieren, ist eine Sonderform der Arbeitstherapie. Oft ist der Schritt von diesen Rehabilitationsprogrammen zu einer kompetitiven Arbeit zu groß. Die Integration dieser Patienten am ersten Arbeitsmarkt wird auch durch Hindernisse erschwert, die nichts mit der Leistungsfähigkeit und –bereitschaft dieser Personen zu tun haben. Der Wegfall von Nischenarbeitsplätzen, eine hohe Arbeitslosenrate oder die Auswirkungen des Stigmas tragen zur Arbeitslosigkeit psychisch Kranker bei. Daher sind Dauerarbeitsplätze in Projekten erforderlich, die Betroffenen eine langfristige Perspektive und eine Wahlmöglichkeit eröffnen.

Beschäftigung und Arbeit sollen von anderen therapeutisch notwendigen Leistungen räumlich getrennt sein (>So4). Die Leistungsanforderungen im Rahmen der Arbeitstherapie bzw. Arbeitsrehabilitation müssen jeweils dem individuellen Leistungsvermögen angepasst werden können. Teilzeitarbeit sollte möglich sein. Institutionen, die in diesem Bereich angesiedelt sind, sind z.B. Beschäftigungsinitiativen, Berufs- oder Arbeitstrainingszentren, Selbsthilfe- oder Integrationsfirmen sowie das Modell des „supported employment". Letzteres folgt dem Motto „place and train" anstelle von „train and place", d.h. die Rehabilitation findet nicht in eigens dafür geschaffenen Einrichtungen sondern „in vivo" in einem Betrieb am Arbeitsmarkt statt.

Evidenzgrad A

Literatur

Bell M, Lysaker P: Clinical Benefits of paid work acitivity in schizophrenia: One year follow-up. Schizophr Bull 1997; 23: 317-328.

Bond G: Vocational Rehabilitaton. In: Liberman RP (Ed.) Handbook of Psychiatric Rehabilitation. Macmillan, New York 1992, pp. 244-275.

Lehman A: Vocational Rehabilitation in Schizophrenia. Schizophr Bull 1995; 21: 645-656.

Psychiatrische Praxis: Schwerpunktheft Berufliche Integration und Rehabilitation, 1998; 26: 211-232.

Reker T: Arbeitsrehabilitation in der Psychiatrie. Steinkopf, Darmstadt 1998.

Schöny W, Rachbauer C, Grausgruber A: Integration durch Arbeit? Edition pro Mente, Linz 1994.

Weber P, Steier F: Arbeit schaffen. Psychiatrie-Verlag, Bonn 1998.

Soziotherapeutische Empfehlung 6
Teilnahme am gesellschaftlichen Leben

Die Teilnahme am gesellschaftlichen Leben sollte gefötert werden.

Neben dem selbstbestimmten Wohnen – innerhalb oder außerhalb der Familie – sowie dem Zugang zu Arbeit und Beschäftigung ist es notwendig, dass Patienten auch am sozialen, politischen und kulturellen Leben teilhaben und die Freizeit subjektiv zufriedenstellend gestalten können. Viele, die nicht mehr die Möglichkeit haben, einer Arbeit nachzugehen, sind häufig nicht in der Lage sich zusätzliche soziale Räume bzw. Tages- und Freizeitaktivitäten zu eröffnen. Dies hat soziale Isolation, Resignation und Vereinsamung zur Folge, denen durch einen Zugang zu offenen Kontakt- und Animationsangeboten begegnet werden kann.

Diese können durch Kulturinitiativen, Clubs, Treffpunkte oder Cafehäuser sowie durch Aktivitäten der Betroffenenselbsthilfe organisiert und ermöglicht werden. Durch Angebote in Bereichen wie z.B. Sport, Urlaube, Kultur werden soziale Kontakte, die Bildung tragfähiger Beziehungen, Selbsthilfe, Interessen sowie Bildung und Begabungen gefördert.
Dies stellt einen weiteren Beitrag zur „Normalisierung" der Lebensgestaltung dar; d.h. es sollte Patienten ermöglicht bzw. sie befähigt werden, ihr Leben weitgehend selbstbestimmt unter selbstgewählten Rahmenbedingungen zu gestalten.

Evidenzgrad C

1 2 3 4

Literatur *Sayce, L: From Psychiatric Patient to Citizen – Overcoming Discrimination and Social Exclusion. MacMillan Press Ltd, Houndmills and London 2000.*

Soziotherapeutische Empfehlung 7
Lebenssicherung

Die materielle Grundsicherung des Lebens ist ein zentraler Aspekt soziotherapeutischer Arbeit. Das gleiche gilt für die Sicherung der rechtlichen Lage sowie der körperlichen Gesundheit. Patienten mit mangelnder Behandlungsmotivation bedürfen diesbezüglich besonderer Beachtung.

Viele Menschen, die von Schizophrenie betroffen sind oder waren, müssen ihren Lebensunterhalt aus Einkünften bestreiten, die unterhalb des festgelegten Existenzminimums liegen. Oft tragen die Angehörigen die Hauptlast der existenziellen Sicherung. Materielle Not wirkt sich als „Stressor" negativ auf den Krankheitsverlauf aus und behindert ein selbstbestimmtes Leben und die soziale Integration. Häufig finden sich bei Patienten und ihren Angehörigen Informationsdefizite hinsichtlich ihrer sozialrechtlichen Ansprüche. Es ist Aufgabe der Soziotherapie die materielle und rechtliche Situation von Patienten abzuklären, sie in Fragen ihrer Grundsicherung zu beraten und aktiv zu unterstützen.

Patienten tragen auch aufgrund ihres Lebensstiles oder der ungünstigen Lebensbedingungen ein erhöhtes Risiko, eine somatische Komorbidität zu entwickeln. Dabei stehen v.a. Herz-Kreislauf-, Atemweg- und Stoffwechselerkrankungen im Vordergrund. Aufgabe der Soziotherapie ist es, auch für eine regelmäßige medizinische Betreuung zu sorgen und auf die Gesundheitsvorsorge (z.B. Hygiene, Bewegung, Ernährung, Rauchen) der Patienten einzuwirken. Insbesonders ist auf eine menschenwürdige Wohnsituation (>So4) zu achten.

Manche Patienten – insbesondere jene mit mangelnder Behandlungsmotivation – kommen häufig mit den Gepflogenheiten ambulanter Angebote schwer zurecht. Leben sie allein, sind sie von sozialer Verelendung, Obdachlosigkeit, psychischer Komorbidität (besonders Suchterkrankungen), somatischen Erkrankungen, Unfällen und von Gewalt bedroht. Leben sie in der Familie sind die Angehörigen häufig durch das Verhalten der Patienten erheblich belastet (>So 8). Psychiatrische Notfälle haben häufig sich wiederholende stationäre Aufnahmen zur Folge („High Utilizers", „Drehtürpatienten").

Diese „schwierigen", sozial desintegrierten Patienten benötigen ambulante psychiatrische und sozialarbeiterische Hilfen, die „aufsuchend" tätig werden. Hausbesuche durch ambulante sozialpsychiatrische Dienste (z.B. psychiatrische Pflegedienste) dienen - neben der Lebenssicherung und Schadensbegrenzung - auch der praktischen Unterstützung dieser

Patienten bei alltäglichen Verrichtungen. Zudem sollten sie diese zur Behandlung motivieren. Die personelle Kontinuität der Betreuung ist von großer Bedeutung.

Evidenzgrad C

Literatur

Brown S, Inskip H, Barracloûgh B: Causes of Excess Mortality in Schizophrenia. Brit J Psychiat 2000; 177:212-221.

Dixon C, Weider P, Pelahuty J, Goldberg R, Postrado L, Licksted A, Lehman A: Prevalence and correlates of diabetes in national schizophrenia samples. Schizophr Bull 2000; 26: 903-912.

Dixon L, Wohlheiter K, Tompson D: Medical Management of Persons with Schizophrenia. In: Lieberman JA, Murray RM (eds.): Comprehensive Care of Schizophrenia. A Textblock of Clinical Management. Martin Dunitz, London 2001.

Jeste DV, Gladsjo JA, Lindamer CA, Larco JP: Medical Comorbidity in Schizophrenia. Schizophr Bull 1996; 22:413-430.

Katschnig H, Kulenkampff C (Hsg.): Nottfallpsychiatrie und Krisenintervention, Rheinland Verlag, Köln 1987.

Psychiatrische Praxis: Themenheft „High Utilizers“. 2002 (in Druck).

Stein LI, Santos AB: Assertive Community Treatment of Persons with Severe Mental Illness. WW Norton, New York 1998.

Spengler A: Der mobile psychiatrische Nottfall–Dienst in Hamburg. In: Katschnig H, Kulenkampff C (Hrsg.): Notfallpsychiatrie und Krisenintervention, Rheinland Verlag, Köln 1987.

Wienberg G (Hrsg.): Bevor es zu spät ist .... Außerstationäre Krisenintervention und Notfallpsychiatrie. Psychiatrie Verlag, Bonn 1993.

A | wissenschaftlich gut begründet B | z.T. wissenschaftlich, z.T. klinisch begründet C | überwiegend klinisch begründet

Soziotherapeutische Empfehlung 8
Hilfen für Angehörige

Angehörige sollten in die Behandlung einbezogen werden, wobei Information, praktische und emotionale Unterstützung, sowie konkrete Problemlösungsstrategien vermittelt werden sollten. Angehörige sollten mit Selbsthilfevereinigungen in Kontakt gebracht werden. Selbsthilfeaktivitäten von Angehörigen sollten unterstützt werden.

Bis zu zwei Drittel der an Schizophrenie erkrankten Personen mit rezidivierenden oder Langzeitverläufen leben heute in ihrer Familie. Diese trägt - oft nicht selbstgewählt - die Hauptlast an der Betreuung und materiellen Lebenssicherung ihrer erkrankten Angehörigen. Die Belastung der Angehörigen durch diese Situation im Lebensalltag ist vielfach dokumentiert. Neben der materiellen Belastung sind oft Stigmaprobleme, Schuldgefühle auf Grund von Schuldzuweisungen, Sorgen um die Zukunft ihrer erkrankten Angehörigen und eigene Verzweiflung und Depressivität im Vordergrund. Professionell gestaltete familientherapeutisch orientierte Programme (>Ps7) und „Angehörigenrunden" in Institutionen, die sich im Hinblick auf den Krankheitsverlauf (Rückfallverhütung, soziale Integration) als wirksam erwiesen haben, sollten regelmäßig Teil eines multifokalen Behandlungsansatzes sein. Eine Gruppe von Angehörigen, denen besondere Beachtung geschenkt werden muss, sind Kinder von psychisch erkrankten Eltern.

Neben der Unterstützung der Angehörigen selbst als Zweck dieser Maßnahmen, sollen Angehörige primär als therapeutisches Agens und nicht als „Patienten" gesehen werden. Neben der Vermittlung von Information über alle Aspekte der Erkrankung, Hilfestellungen, um sich im Behandlungs- und Betreuungssystem zurechtzufinden (>Ra3), liegt das Schwergewicht dieser Interventionen auf konkreter Unterstützung in lebenspraktischen und emotionalen Bereichen, wie z.B. individuelle Problemlösung, Krisenmanagement, Verbesserung der Kommunikation zwischen Patient und Angehörigen.

Ein weiteres Standbein in der Angehörigenarbeit ist die Selbsthilfe, die gefördert werden sollte. Diese ermöglicht es den Angehörigen Erfahrungen und Hilfen auszutauschen, Selbstvertrauen zurückzugewinnen und emotionale Unterstützung zu erhalten. Auch sollte angestrebt werden, positive Aspekte in der Betreuungssituation zu identifizieren.

Die Betreuer sollten sich über wohnortnahe Angehörigengruppen der Selbsthilfeorganisationen kundig machen und Angehörige konkret auf lokale Gruppen aufmerksam machen (z.B. in Österreich HPE = Hilfe für

Angehörige psychisch Erkrankter, mit Landesgruppen in jedem Bundesland und vielen lokalen Gruppen; www.hpe.at.
In Deutschland: Bundesverband der Angehörigen psychisch Kranker; www.bapk.de. In der Schweiz: Vereinigung der Angehörigen von Schizophrenie / Psychisch Kranken; www.vask.ch)

Evidenzgrad B

Literatur

Beitler H, Beitler H: Psychose und Partnerschaft. Psychiatrie-Verlag, Bonn 2000.

Bundesverband der Angehörigen psychisch Kranker e.V. (Hrsg.): Mit psychisch Kranken leben. Psychiatrie-Verlag, Bonn 2001.

Degner-Erlenmaier H, Heim S, Sellner B: Die Angehörigengruppe: Psychosoziale Arbeitshilfen 12: Psychiatrie-Verlag, Bonn 1997.

Dörner K, Egetmeyer A, Koenning K (Hrsg): Freispruch der Familie. Psychiatrie-Verlag, Bonn 2001.

HPE Österreich: Kontakt (offizielles Organ der HPE Österreich), Wien (office@hpe.at).

Katschnig H, Amering M (Hrsg.): Die andere Seite der Schizophrenie. - Patienten zu Hause. 4. Auflage. Psychiatrie Verlag, Bonn (in Vorbereitung).

Kuipers L, Leff J, Lam D: Family work for schizophrenia. Gaskell, London 2002 (second edition).

Martens L, Addington J: The psychological well-being of family members of individuals with schizophrenia. Soc Psychiat Psychiat Epidem 2001; 36:128-133.

Mattejat F, Lisofsky B (Hrsg): ...nicht von schlechten Eltern. Kinder psychisch Kranker. Psychiatrie-Verlag, Bonn 2001.

Psychiatrische Praxis: Themenheft: Angehörige, 2001; 28:103-156, und 2002; 29(3).

Anhang

Anhang 1:
Graphische Darstellung des Vulnerabilitäts-Stress-Coping-Modells (1-A) und seiner therapeutischen Implikationen (1-B)

Anhang 2:
Empfehlenswerte Literatur für Betroffene und Angehörige

Anhang 3:
Tabelle von annähernd äquivalenten Dosen häufig verwendeter klassischer Neuroleptika nach chemischen Klassen geordnet

Anhang 1-A

Vulnerabilitäts-Stress-Coping-Modell: Das Zusammenspiel von Vulnerabilität und Stressoren beim Auftreten seelischer Beschwerden („Symptome“)

Stressor = die äußere Belastung *Stress = der daraus folgende innere Spannungszustand*

a. Normale (niedrige) Vulnerabilität: Auch ein relativ starker Stressor führt *nicht* zum Überschreiten der Symptomschwelle → keine Symptome

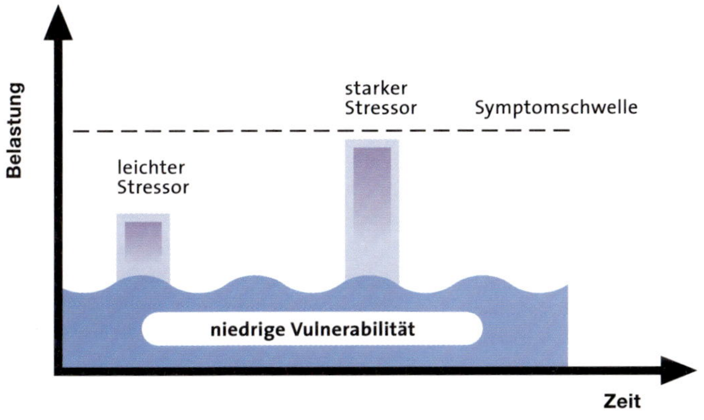

b. Erhöhte Vulnerabilität: Schon ein relativ geringfügiger Stressor führt zum Überschreiten der Symptomschwelle → Symptome

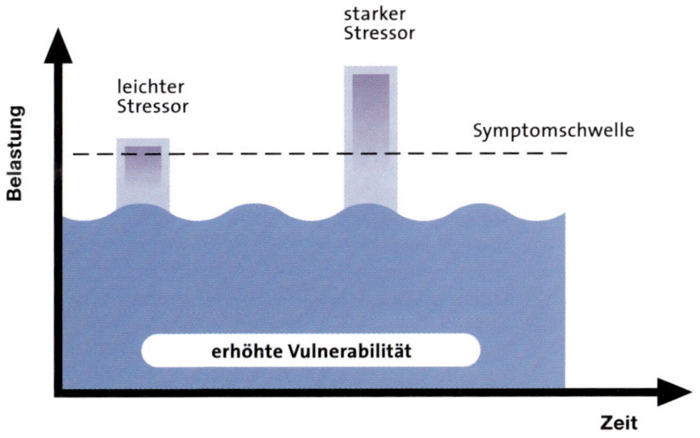

Anhang 1-B
Vulnerabilitäts-Stress-Coping-Modell: Verhindern des neuerlichen Auftretens von Symptomen („Rückfall“) durch Stress-Reduktion und durch Verringerung der Vulnerabilität

Stressor = die äußere Belastung *Stress = der daraus folgende innere Spannungszustand*

a. Stress-Reduktion: Durch Stress-Reduktion wird auch bei erhöhter Vulnerabilität die Symptomschwelle nicht überschritten.

Stress-Reduktion ist möglich durch Vermeidung oder Eliminierung von Stressoren, durch Stressbewältigungstechniken, soziale Unterstützung und Medikamente.

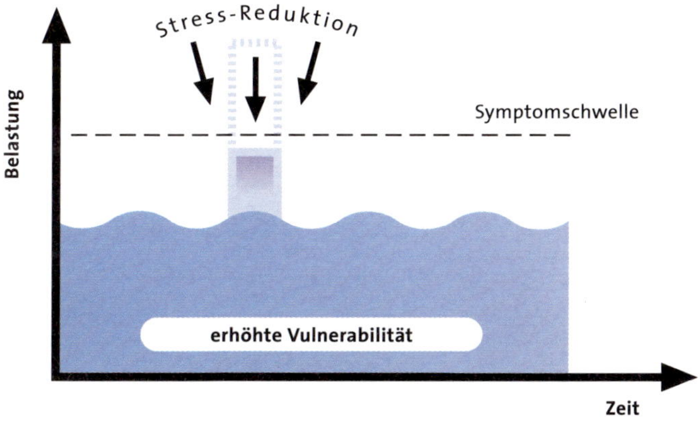

b. Vulnerabilitäts-Verringerung: Nach Verringerung der Vulnerabilität wird auch durch einen starken Stressor die Symptomschwelle nicht überschritten.

Verringerung der Vulnerabilität ist möglich durch Medikamente, Psychotherapie und soziotherapeutische Maßnahmen (z.B. Tagesstruktur)

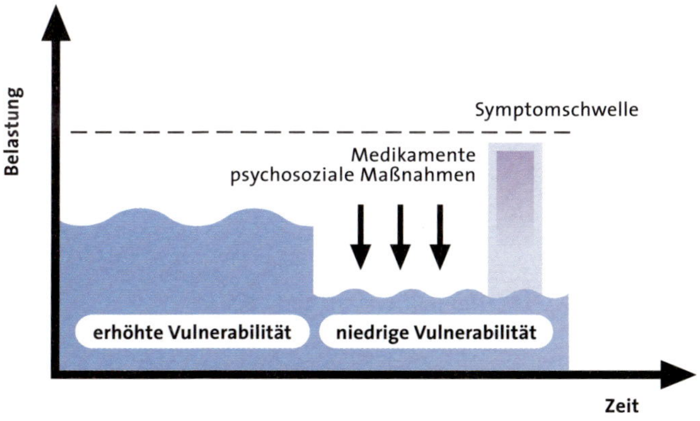

Anhang 2
Empfehlenswerte Literatur für Betroffene und Angehörige

Bäuml, J. (Hrsg.) **Psychosen aus dem schizophrenen Formenkreis.** Ein Ratgeber für Patienten und Angehörige. Springer Verlag, Berlin-Heidelberg-New York 1994

Beitler, H., Beitler, H. **Psychose und Partnerschaft.** Psychiatrie-Verlag, Bonn 2000

Bock, T., Buck, D., Esterer, I. **Es ist normal, verschieden zu sein.** Psychose-Seminare & Hilfen zum Dialog. Arbeitshilfe 10. Psychiatrie-Verlag, Bonn 2000

Bundesverband der Angehörigen Psychisch Kranker (Hrsg.) **Mit psychisch Kranken leben.** Psychiatrie-Verlag, Bonn 2001

Dörner, K., Egetmeyer, A., Koenning, K. (Hg.) **Freispruch der Familie.** Wie Angehörige psychiatrischer Patienten sich in Gruppen von Not und Einsamkeit, von Schuld und Last freisprechen. Ratschlag!, Psychiatrie-Verlag, Bonn 1997

Finzen, A. **Medikamentenbehandlung bei psychischen Störungen.** Einführung in die Therapie mit Psychopharmaka. Psychiatrie-Verlag, Bonn 2001

Finzen, A. **Psychose und Stigma.** Stigmabewältigung – zum Umgang mit Vorurteilen und Schuldzuweisung. Psychiatrie-Verlag, Bonn 2000

Finzen, A. **Schizophrenie – die Krankheit verstehen.** Psychiatrie-Verlag, Bonn 2000

Katschnig, H. (Hrsg.) **Die andere Seite der Schizophrenie. Patienten zu Hause.** 4. Auflage. Psychiatrie-Verlag, Bonn (in Vorbereitung)

Knuf, A., Gartelmann, A. **Bevor die Stimmen wiederkommen.** Vorsorge und Selbsthilfe bei psychischen Krisen. Psychiatrie-Verlag, Bonn 2000

Stark, F.M., Brehmer, F., Esterer, I. **Ich bin doch nicht verrückt.** Erste Konfrontation mit psychischer Krise und Erkrankung. Psychiatrie-Verlag, Bonn 2000

Anhang 3
Annähernd äquivalente Dosen häufig verwendeter klassischer Neuroleptika nach chemischen Klassen geordnet

Substanz			annähernd äquivalente Dosis (mg)
Phenothiazine			
	Aliphatische	Chlorpromazin	100
		Triflupromazin	30
	Piperidine	Mesoridazin	50
		Thioridazin	90-100
	Piperazine	Acetophenazin	15
		Perphenazin	8
		Trifluoperazin	3-5
		Fluphenazin	2
Thioxanthene			
	Aliphatische	Chlorprothixen	75
	Piperazine	Thiothixen	3-5
		Clopenthixol	10-30
		Flupentixol	1-3
Dibenzazepine			
	Loxapin		10-15
Butyrophenone			
	Haloperidol		2-3
	Droperidol		1-2
Diphenylbutylpiperidine			
	Penfluridol		2 (1 wöchentl. Dosis)
	Pimozid		1-2
Indolderivate			
	Molindon		8-10
Rauwolfia			
	Reserpin		3-5

Die angegebenen Werte sind aus verschiedenen Quellen gewonnene Durchschnittswerte. Sie sind nur eine ungefähre Richtlinie, die Dosierung für jeden einzelnen Patienten muß aufgrund des klinischen Ansprechens individuell festgelegt werden. Der Wechsel von einer hohen Dosis eines Präparates auf ein chemisch unterschiedliches sollte stufenweise über mehrere Tage erfolgen, um die Gefahr von Nebenwirkungen durch das neue Medikament herabzusetzen. Die angegebenen Äquivalenzdosen sind keine therapeutischen Dosen (diese liegen im allgemeinen um ein Vielfaches höher).

Modifiziert nach: Baldesserini RJ, Fleischhacker WW, Sperk G.: Pharmakotherapie in der Psychiatrie. Georg Thieme Verlag Stuttgart, New York 1991.